boq (Hrsg.) Beratung für Organisation und Qualität

Chronische Wunden

Arbeitshilfe zur praktischen Umsetzung

VINCENTZ NETWORK

Bibliografische Information der Deutschen Nationalbibliothek

Die Deutsche Nationalbibliothek verzeichnet diese Publikation in der Deutschen Nationalbibliografie; detaillierte bibliografische Daten sind im Internet über http://dnb.d-nb.de abrufbar.

Sämtliche Angaben und Darstellungen in diesem Buch entsprechen dem aktuellen Stand des Wissens und sind bestmöglichst aufbereitet.
Der Verlag und die Autoren können jedoch trotzdem keine Haftung für Schäden übernehmen, die im Zusammenhang mit Inhalten dieses Buches entstehen.

Druck: Quensen Druck & Verlag GmbH & Co. KG, Hildesheim

ISBN 3-86630-149-9
     978-3-86630-149-8

Seit 2008 finden Sie in den Büchern von Vincentz Network eine solche Landkarte in Form einer Mind Map®. Sie soll der Orientierung dienen und stellt das Thema des Buches in einem übergeordneten Zusammenhang dar.

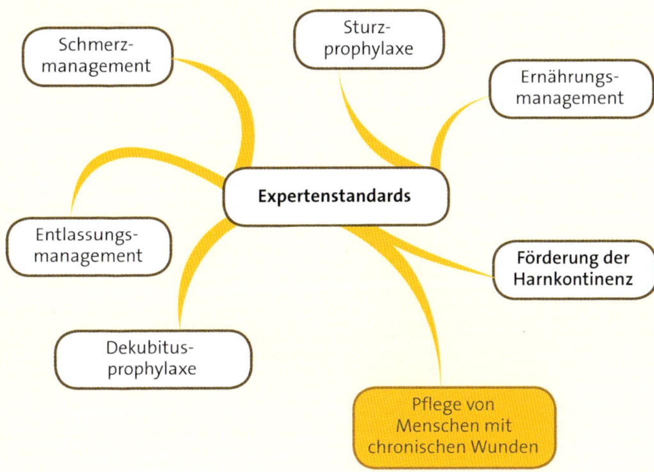

Mind Map®

Moderiert von zwei (mehr oder weniger) versierten Fachkräften: Benni und Bea

Das ist Benni.

Benni ist in der Ausbildung zum Altenpfleger. Er ist seit Beginn seiner Ausbildung mit vollem Einsatz und Herz bei der Sache. Er möchte viel in seiner Ausbildung lernen und die Zusammenhänge der gesamten Pflegemaßnahmen verstehen. Dieses bereitet ihm jedoch manchmal noch Schwierigkeiten. Benni wird im Laufe seiner Ausbildung klar, wie umfangreich und spannend doch der Pflegeberuf ist. Benni ist froh, jederzeit Bea ansprechen zu können, die ihm immer alles erklärt und viele praktische Bezüge zu den einzelnen Themen herstellt.

Das ist Bea.

Bea ist seit vielen Jahren im Pflegeberuf und hat bereits viel Berufserfahrung als Pflegefachkraft sammeln können. Durch ihre Erfahrung behält sie auch in schwierigen Situationen einen kühlen Kopf und weiß jederzeit, welche Aufgabe Priorität hat. Besonders Spaß bringt es ihr, ihr Fachwissen an die Auszubildenden weiterzugeben, besonders wenn diese so engagiert sind wie Benni. Sie findet es spannend, ihre Fachlichkeit individuell den einzelnen Personen entsprechend einsetzen zu können. Der Pflegeberuf ist für sie abwechslungsreich.

Das ist ein nationaler Expertenstandard:

Ein Instrument der Qualitätsentwicklung auf nationaler Ebene, also allein gültig bei uns in Deutschland. Er legt fest, wie Pflegestandards in den einzelnen Einrichtungen der Kranken- und Altenpflege aufgebaut sein sollten.

Chronische Wunden

6   Definition

7   Gesundheitspolitische Relevanz

10   Alltagsgestaltung

12   Besondere Einschränkungen

18   Assessment

33   Anamnese

43   Interventionen

57   Ernährung

61   Beratung und Schulung

63   Struktur und Qualität

66   Pflegeplanung

Inhalt

Chronische Wunden, boq (Hrsg.),
© Vincentz Network GmbH & Co.KG, Hannover, ISBN 978-3-86630-149-8

Definition

Eine Wunde wird als chronisch bezeichnet, wenn diese innerhalb von vier bis zwölf Wochen nach Wundentstehung, unter fachgerechter Wundbehandlung keine Heilungstendenzen zeigt. Dabei macht es keinen Unterschied, um welche Wundart es sich handelt oder welche Faktoren bei der Entstehung eine Rolle spielen.

Der Expertenstandard – Pflege von Menschen mit chronischen Wunden - bezieht sich auf Wunden des Typs Dekubitus, Diabetisches Fußsyndrom und gefäßbedingter Ulcus cruris. Diese drei Wundarten sind die häufigsten chronischen Wunden, die den Pflegekräften im Pflegealltag begegnen.

Allein von diesen drei Wundarten sind ca. 3 – 4 Millionen Menschen betroffen, wobei die Zahlen noch deutlich ansteigen.

Ulcus cruris

Das Ulcus cruris ist ein Unterschenkelgeschwür mit unklarer Genese. Es teilt sich auf in das Ulcus cruris venosum (mit 57 – 80 % die häufigste Form), das Ulcus cruris arteriosum (4 – 30 %) und das Ulcus cruris mixtum (ca. 10 %).

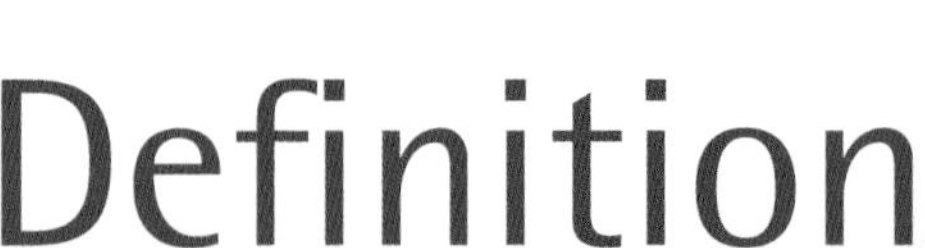

Definition

Chronische Wunden, boq (Hrsg.), © Vincentz Network GmbH & Co.KG, Hannover, ISBN 978-3-86630-149-8

Gesundheitspolitische Relevanz

Es gibt zurzeit keine genauen Zahlen über die Häufigkeit und damit auch über die entstehenden Kosten durch die Behandlung des Ulcus cruris.

Mit zunehmendem Lebensalter steigt die Zahl der Erkrankten an, wobei Frauen etwa doppelt so häufig betroffen sind wie Männer.

Diabetisches Fußsyndrom

In Deutschland gibt es mehr als 6 Millionen Menschen mit Diabetes mellitus.

Die unter 50-Jährigen haben eine Prävalenz von 1,7 – 3,3 %, die über 50-Jährigen haben eine Prävalenz von 5 – 10 %.

Das heißt, mit zunehmendem Lebensalter mehrt sich die Diagnose Diabetes mellitus. Bei den über 60-Jähigen erhalten bereits 18 – 28 % die Diagnose Diabetes mellitus. Nach Schätzungen wird es 2020 ca. 10 Millionen Menschen mit einem Diabetes mellitus geben.

Die Folge des Diabetischen Fußsyndroms ist häufig eine Amputation.

Deutlich ist auch die steigende Zahl der Amputationen, die jährlich bei Menschen mit Diabetes mellitus vorgenommen werden.

Die Behandlung des Diabetischen Fußsyndroms dauert sehr lange und verursacht dadurch hohe Kosten.

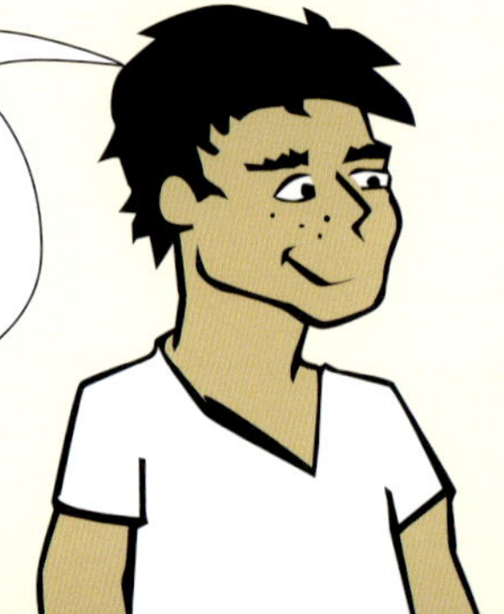

Analyse

Gesundheitspolitische Relevanz

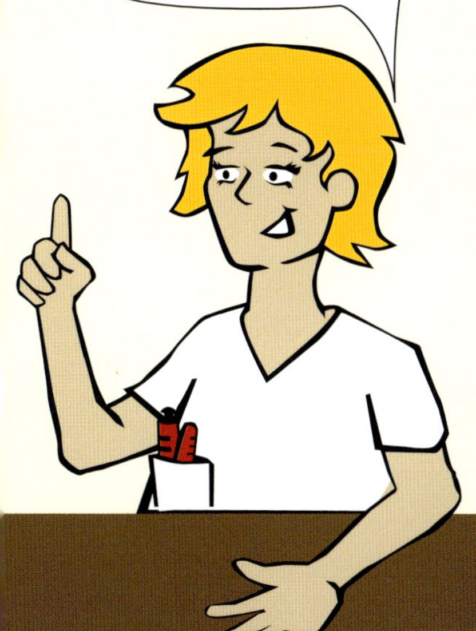

Dekubitus

Es gibt noch keine genauen Zahlen über die Prävalenz bei Dekubitus. Geschätzt wurden im Jahr 2005 rund 1,71 Millionen Dekubitalfälle in Deutschland.

Die häufigste Lokalisation eines Dekubitus ist am Gesäß, (ca. 33,3 %), dann folgt die Ferse (24,7 %) und an dritter Stelle steht das Kreuzbein (17,5 %).

Die Heilungsdauer eines Dekubitus liegt zwischen 2 Wochen und mehr als 3 Monaten.

Leben mit einer chronischen Wunde

Wer schon mal mit einer Wunde leben musste, sich das Knie oder den Ellenbogen aufgeschlagen oder in den Finger geschnitten hat, weiß wie schmerzhaft schon eine kleine Wunde sein kann. Die Schmerzen und eventuell auch Schwellungen können die Mobilität eines Menschen sehr einschränken.

Wenn eine Wunde infiziert ist, können auch noch Geruchs- und Exsudatsbelästigung hinzukommen. Viele Betroffene genieren sich und gehen nicht mehr unter Menschen.

Nachvollziehbar ist, dass ein Mensch mit einer chronischen Wunde Schlafprobleme hat, unter einem Kontrollverlust leidet und ein verändertes Körperbild entwickelt.

Durch all diese Einschränkungen ist auch das soziale Leben belastet.

Betroffene Menschen leiden sehr unter ihrer Situation. Es ist daher besonders wichtig, die Versorgung so zu gestalten, dass sie als wenig unangenehm empfunden wird.

Wichtig ist, nicht nur die Wunde zu versorgen, sondern den „ganzen" Menschen zu sehen und ihn mit seinem Erleben ernst zu nehmen.

Wird der Mensch in die Versorgung miteinbezogen, fällt es ihm leichter, sich nicht nur als „Körper" zu fühlen, sondern die Autonomie und die Kontrolle über diese belastende Situation zu gewinnen.

Als angenehm wird von den Betroffenen empfunden, regelmäßig von den gleichen Pflegekräften versorgt zu werden.

Chronische Wunden, boq (Hrsg.),
© Vincentz Network GmbH & Co.KG, Hannover, ISBN 978-3-86630-149-8

Wie verändert sich das Körperbild?

Viele Menschen mit einer chronischen Wunde, die evtl. auch noch Exsudat absondert oder unangenehm riecht, schämen sich dafür. Sie fühlen sich unattraktiv. Durch die Verbände oder die Wundlage können sie oftmals nur Kleidung tragen, die nicht abschnürt und nicht einengt, welche sie häufig als unkleidsam empfinden.

Zusätzlich kann eine chronische Wunde auch die Freizeitaktivitäten behindern. So ist vielleicht das Spazierengehen, der Einkaufsbummel oder die Teilnahme an Gruppenaktivitäten nicht möglich. Viele Betroffene ziehen sich zurück, schränken die sozialen Kontakte ein, fühlen sich „nicht wohl in der eigenen Haut", einige geben sogar an „sich selbst zu verlieren".

In unterschiedlichen Studien stellte man fest, dass Menschen mit chronischen Wunden die Veränderung des Körperbildes als ganz individuellen und dynamischen Prozess erleben. Dazu gehören die Merkmale Trauer, Scham, Machtlosigkeit und Kontrollverlust.

Deutlich wird, dass es Betroffenen mit einer guten sozialen Unterstützung besser gelingt, ihr neues Körperbild zu akzeptieren.

Alltag

Bei Ulcus cruris

Bei Menschen mit Ulcus cruris sind die Einschränkungen sehr vielfältig und reichen von körperlichen und psychischen bis zu sozialen Einschränkungen.

Besonders schlimm werden empfunden:

- Schmerzen,
- Schlafmangel,
- eingeschränkte Mobilität/ Aktivität,
- Wundgeruch,
- Wundnässe,
- Energiemangel,
- Jucken und Schwellung der Beine,
- Unzufriedenheit mit professionellen Helfern.

Diese negativen Auswirkungen der Wunde verschlechtern das psychische Befinden der Betroffenen. Es entstehen Gefühle wie Frustration, Sorgen, Mangel an Selbstwertgefühl, Hilflosigkeit, Hoffnungslosigkeit, Trauer, Depression und ein Gefühl des Kontrollverlustes.

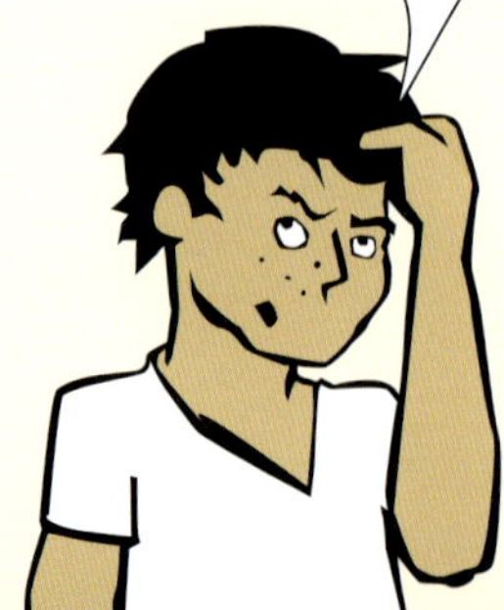

Alltag

Chronische Wunden, boq (Hrsg.), © Vincentz Network GmbH & Co.KG, Hannover, ISBN 978-3-86630-149-8

Einschränkungen

Fr. Breitbahn berichtet:

„Ich bin jetzt 84 Jahre alt und habe meine Sinne noch beieinander.
Seit 4 Monaten leide ich unter dieser nässenden, schmerzenden Wunde am
Unterschenkel. Nun wohne ich seit zwei Monaten hier in der Einrichtung
„Sonnenschein". Ich habe das Gefühl, es ist trotz Behandlung noch nicht besser
geworden. Jedenfalls schmerzt es noch sehr, besonders beim Verbandwechsel.
Jeden Tag kommt eine Pflegefachkraft zu mir in mein Zimmer, um das
Bein frisch zu verbinden.

Ich freue mich immer auf die Tage, wenn Schwester Leni mich versorgt, die
achtet nicht immer nur stur auf die Wunde, wie die anderen Schwestern, sondern
hört sich auch meine Erlebnisse und Probleme an. Leider bringt die Wunde viele
Probleme mit sich. Welche Schuhe passen trotz Verband und Schwellung noch?
Welche Wegstrecke kann ich noch ohne Hilfe bewältigen? Wird es irgendwann
auch wieder besser? Was passiert, wenn es sich weiter verschlimmert?

Na ja, das sind so einige der Gedanken, die mir durch den Kopf gehen."

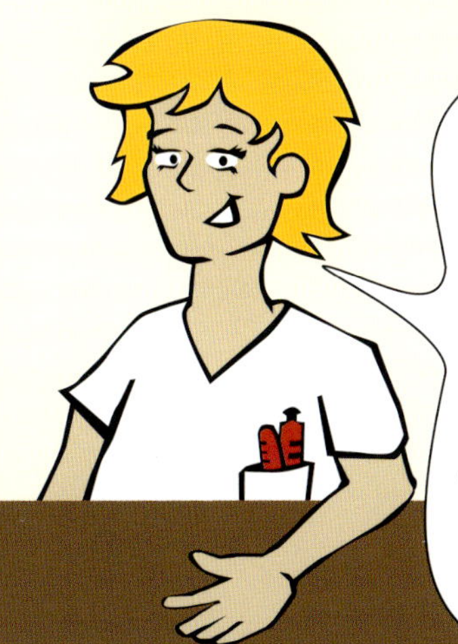

Bei Diabetischem Fußsyndrom

Bei Menschen, die unter dem Diabetischen Fußsyndrom leiden, stehen meistens die Mobilitätseinschränkungen im Vordergrund, die zu Isolation und Einsamkeit führen.

Häufig hängen die Einbußen der Lebensqualität auch mit den anderen Komplikationen des Diabetes oder seiner Begleiterkrankungen zusammen. So leiden die Betroffenen häufig unter Müdigkeit und Lustlosigkeit, was aber auch auf eine unzureichende Blutzuckereinstellung hinweisen kann.

Die Schmerzen beim Diabetischen Fußsyndrom können sehr unterschiedlich sein. Je nach Beteiligung der Nervenfasern können die Betroffenen gar keine oder aber sehr heftige Schmerzen haben.

Häufig treten die Schmerzen beim Laufen oder Stehen auf.

Hr. Gittsch berichtet:

Seit 20 Jahren bin ich Diabetiker, ich bin jetzt 80 Jahre alt. Ich war immer sehr sportlich. Meine Frau und ich gingen gerne wandern und tanzen. Seit sechs Monaten wohne ich jetzt mit meiner Frau in der Seniorenwohnanlage „am Walde".

Wir haben uns entschlossen, uns hier einzumieten, weil wir eine gute Unterstützung erhalten, wir brauchen uns nicht mehr um unseren Garten kümmern, Schnee fegen im Winter usw. Wir werden beide halt nicht jünger und unsere Kinder wohnen 300 km entfernt.

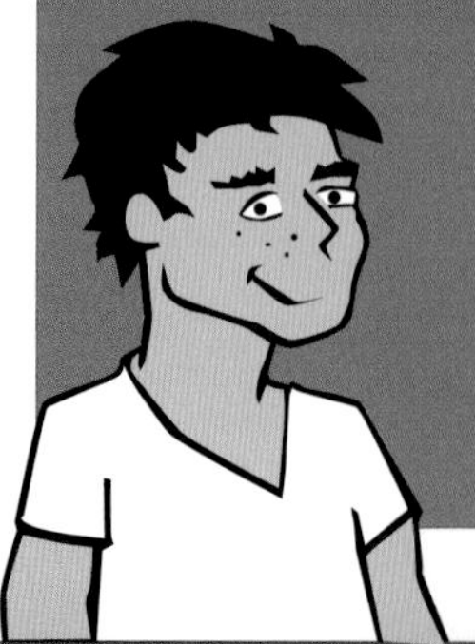

Am Anfang ging es noch, da haben wir unseren Umzug genossen. Wir haben an den Veranstaltungen der Seniorenwohnanlage teilgenommen, wie den Tagesausflügen mit dem Bus und an den Gruppenaktivitäten, wie z.B. Gymnastik und Handwerken.

Das geht jetzt alles nicht mehr. Meistens sitzen wir auf dem Sofa und sehen fern. Daran ist die Wunde an meinem Fuß Schuld. Diabetisches Fußsyndrom, sagt mein Arzt.

Am Anfang habe ich es gar nicht gemerkt, dachte, ich hätte mir eine Blase gelaufen. Doch als die Wunde nicht heilen wollte, nässte und sich immer weiter verschlechterte bin ich zum Arzt gegangen. Mittlerweile ist es so schlimm, dass der ganze Fuß im Laufe des Tages sehr dick wird und stark schmerzt. Das hindert mich sehr am Gehen.

Der tägliche Wundverband wird zwar von einem Pflegedienst durchgeführt, aber besonders kompetent scheint mir das Personal nicht zu sein. Fast jeden Tag kommt eine andere Pflegekraft, so können die doch den Wundverlauf gar nicht richtig verfolgen. Die meisten wickeln sowieso nur den neuen Verband um meinen Fuß und interessieren sich dabei kaum für mich.

Für ein persönliches Wort zu meinem Befinden ist da kein Platz. Dabei plagen mich schwere Ängste. Was passiert, wenn die Wunde nicht heilt? Werde ich meinen Fuß durch eine Amputation verlieren? Wie lange hält meine Frau es noch aus, mit mir in der Wohnung so eingesperrt zu sein?

Es wäre schön, wenn ich einmal über meine ganzen Ängste sprechen könnte." Was passiert mit uns, wenn ich in ein Heim einziehen muss, weil ich mich in der Wohnung nicht mehr bewegen kann.

Alltag

Bei Dekubitus

Die meisten Menschen, die an einem Dekubitus leiden, haben oftmals eine insgesamt schlechte Gesundheitssituation.

Auch beim Dekubitus (egal welchen Grades) kommt es zu Schmerzen, einer eingeschränkten Mobilität und Ängsten, ob die Wunde jemals wieder heilen wird.

Die Schmerzen werden von den Betroffenen sehr unterschiedlich stark empfunden. Auch die Schmerzqualität und der Zeitpunkt der Schmerzen unterscheiden sich sehr. Häufig werden die Schmerzen als konstante Schmerzen beschrieben.

Bei Bewegungen verstärkt sich der Schmerz. Deshalb versuchen viele Betroffene ganz ruhig liegen zu bleiben.

Auch Sitzen, die Bewegungen der Wechseldruckmatratze und therapeutische Übungen, Lagerung und Verbandwechsel verstärken die Schmerzen noch. Viele Betroffene reagieren deshalb mit Ängsten und sogar Ablehnung auf die Versorgung durch Pflegende.

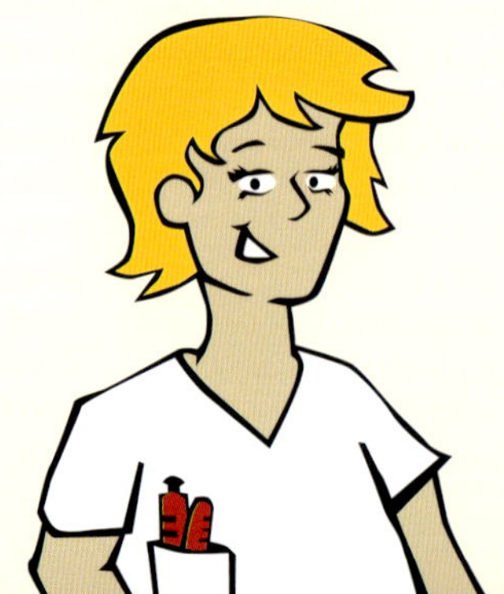

Alltag

Einschränkungen

Fr. Kartus, eine Angehörige, berichtet:

„Meinen Mann pflege ich seit drei Jahren zu Hause, ganz ohne Hilfe. Er ist 88 Jahre alt und im letzten halben Jahr konnte er sein Bett gar nicht mehr verlassen. Ich habe ihm sein Essen gebracht, ihm zu Trinken gegeben und ihn im Bett gewaschen, so gut es halt ging. Das war zuletzt gar nicht so einfach, denn er konnte den Urin und den Stuhlgang nicht mehr halten.

Mir fällt das alles auch nicht leicht, denn immerhin bin ich auch schon 83 Jahre und die Knochen wollen nicht mehr so.

Letzte Woche bekam mein Mann einen schlimmen Husten. Ich habe unseren Hausarzt geholt, der ihn sofort mit dem Krankenwagen in das Krankenhaus bringen ließ.

Dort fragte man mich gleich, wie lange mein Mann den „Dekubitus" am Steißbein schon hätte. Damit war die offene Stelle an seinem Gesäß gemeint. Man fragte mich, ob ich es denn nicht bemerkt habe.

Natürlich habe ich die Wunde bemerkt, ich habe sie ja jeden Tag mit Vaseline bestrichen. Sie ist aber trotzdem immer größer geworden.

Der vorwurfsvolle Ton des Pflegepersonals gefiel mir gar nicht, es war, als ob ich nicht alles, was mir möglich war, für meinen Mann getan hätte."

Jetzt wurde ich vom sozialen Dienst des Krankenhauses angerufen, sie empfehlen mir, dass mein Mann in ein Pflegeheim soll. Ich verstehe das alles nicht, ich hab doch mein bestes getan. Und wir waren noch nie in unserem Leben getrennt."

Richtig einschätzen

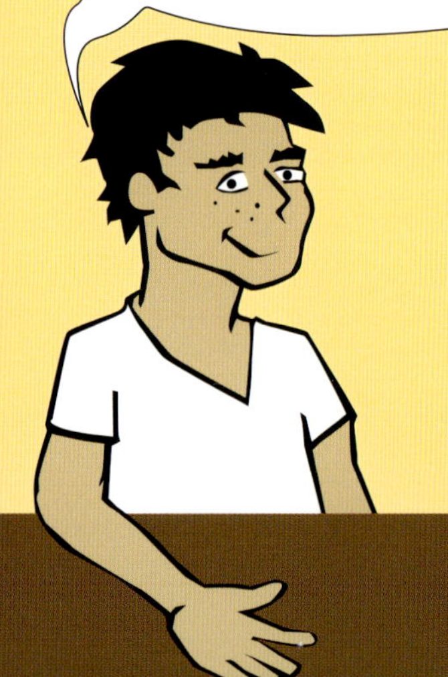

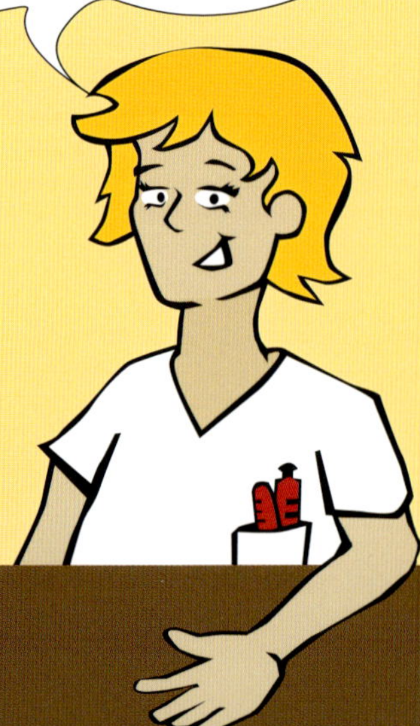

Chronische Wunden, boq (Hrsg.),
© Vincentz Network GmbH & Co.KG, Hannover, ISBN 978-3-86630-149-8

Assessment bei Menschen mit chronischen Wunden

Die Einschätzungen und Untersuchungen sollen von ausgebildetem Pflegefachpersonal oder speziell geschultem Personal in einem multidisziplinärem Team durchgeführt werden (multidisziplinär = berufsgruppenübergreifend).

Es ist problematisch, geeignete Messinstrumente einzusetzen, da die meisten vor allem in Studien benutzt und bislang noch nicht so häufig in der Praxis eingesetzt wurden.

Die Ausnahme bilden die Instrumente zur Beschreibung von Wunden.

Erkrankte Menschen und ihre Angehörigen gehen auf unterschiedliche Weise mit Gesundheit und Krankheit um, auch die aktive Mitarbeit bei der Behandlung kann ganz unterschiedlich aussehen. Einige erkrankte Menschen haben ein ausführliches Wissen über ihre Erkrankung, andere kennen sich kaum aus.

Es gibt spezielle Instrumente, mit denen sich die Selbstpflege von Menschen mit Diabetischem Fußsyndrom oder Ulcus cruris venosum messen lässt.

Leider liegen die Messinstrumente beim Diabetischen Fußsyndrom noch nicht in deutscher Sprache vor und sind dementsprechend schwierig einzusetzen.

Assessment

„Als ich den Expertenstandard zuerst gelesen habe, haben mich diese Begriffe auch ganz schön verwirrt. Ich habe mich dann aber an die fähigkeitsfördernde Pflege gehalten, in der es eben darum geht, nicht alles für einen anderen zu übernehmen, sondern ihn in die Lage zu versetzen, dass er es möglichst selbst tun kann bzw. sich mit seinen Kräften soweit wie möglich einbringen kann. Hier würde ich sagen, müssen wir die Bewohner zu den Risiken aufklären und ihnen Maßnahmen zeigen, wie sie sich bei diesem Problem selbst einbringen können. Wichtig ist auch, dass die Bewohner die Notwendigkeit der Maßnahmen überhaupt verstehen und ihre Wirksamkeit an sich selbst erkennen lernen."

„So Benni, wir erfassen das Assessment zu den wund- und therapiebedingten Einschränkungen und zu den Selbstmanagementkompetenzen von dem Betroffenen und seinen Angehörigen bei uns nach folgenden Kriterien und Fragen, die sich auch aus dem Expertenstandard ergeben, und haben diese in einem Formular aufgenommen. Dadurch bekommst du schon eine Vielzahl an Informationen, die für uns wichtig sind, um eine professionelle Pflege zu planen. Ich stell dir das mal vor:

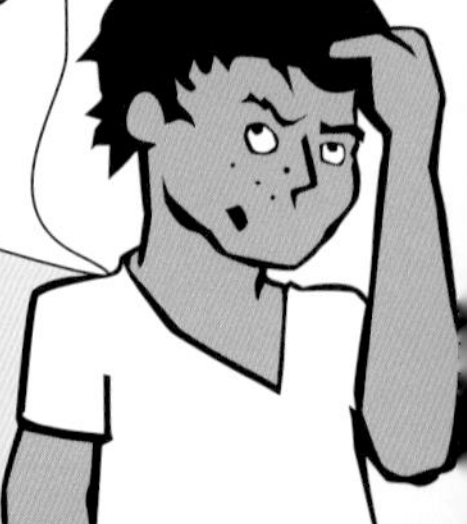

Assessment

Richtig einschätzen

1. Patienten- und Angehörigenwissen:

Kennen Sie die Ursache Ihrer Wunde?

Haben Sie eine Vorstellung, wie Ihre Wunde verheilt und wie lange dieses dauert?

Wissen Sie, warum Sie die Symptome (z.B. Geruch, Exsudat, Juckreiz) haben?

Wissen Sie, was die speziellen Maßnahmen (z.B. Druckentlastung, Bewegung, Kompression,) die bei Ihnen durchgeführt werden, bedeuten?

2. Wund- und therapiebedingte Einschränkungen:

Haben Sie Mobilitäts- und Aktivitätseinschränkungen? Erläutern Sie diese bitte.

Haben Sie Schmerzen? Wenn ja, bitte eine Schmerzeinschätzung aufnehmen!

Empfinden Sie eine Abhängigkeit von personeller Hilfe? Erläutern Sie diese bitte.

Haben Sie Schlafstörungen? In welchem Rahmen sind diese vorhanden?

Haben Sie Jucken oder/und Schwellungen der Beine?

Haben Sie Schwierigkeiten bei der Kleidungs- und Schuhauswahl? Welche?

Haben Sie Schwierigkeiten, Ihre persönliche Körperpflege durchzuführen? In welchem Rahmen ergeben sich diese?

Wie wirkt sich die Wunde auf Ihre Gefühle (z.B. Machtlosigkeit, Sorgen, Trauer, Hilflosigkeit) und auf Ihre sozialen Kontakte (z.B. soziale Isolation) mit anderen aus?

3. Welche wundbezogenen Hilfsmittel (z.B. Kompressionsverbände, Orthesen, Verbandschuhe, druckreduzierende Matratzen) sind vorhanden?

→

4. Welche Fähigkeiten/Kompetenzen bringt der Betroffene und der Angehörige mit?

Zum Umgang mit den Einschränkungen siehe Punkt 2 Einschränkungen.

Welchen Umgang hat der Betroffene mit der Wunde (z.B. Wundgeruch, Wundsekret, Schmerzen beim Verbandswechsel)?

Welche Alltagsaktivitäten sind bei Ihnen erhalten (Spaziergänge, Hobbies etc.?

Welche krankheitsspezifischen Maßnahmen führen Sie durch?

Im Bezug auf entstauende Maßnahmen (Kompressionstrümpfe anziehen, pflegen, Umgang mit kompressionsbedingten Beschwerden). Aktivierung der Sprunggelenkes und der Muskelpumpe? Hochlegen der Beine?

Fußpflege und Fußinspektion?

Präventive Maßnahmen bei Diabetischen Fußsyndrom: z.B. Fußpflege, -inspektion, Umgang mit Schuhen?

Druckentlastung der Wunde? Einsatz von Hilfsmittel? Bewegungsförderung?

Hautschutz und Hautpflege?

Ernährung und Gewichtsreduktion (Einhaltung von Diät, Mangelernährung)?

Blutzuckereinstellung?

Raucherentwöhnung?

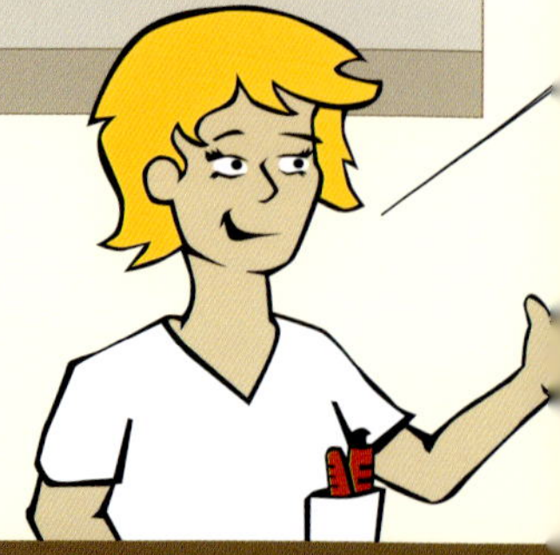

„So Benni, alle diese Informationen geben dir ein gutes Bild über den Betroffenen und seinen Angehörigen. Sie zeigen, wo seine Probleme, seine Fähigkeiten, Gewohnheiten usw. liegen. Und wo er Unterstützung von uns oder anderen Berufsgruppen benötigt. Ist es dir klarer geworden, was Selbstmanagementkompetenzen sind?"
„Oh Bea, mir wird jetzt ziemlich klar, was so eine Wunde aus dem Leben eines Menschen machen kann. Und wie wichtig es ist, alle diese Informationen genau einzuholen, um alle Bereiche professionell zu betrachten und zu handeln. Und den Menschen wieder als Ganzes zu betrachten."

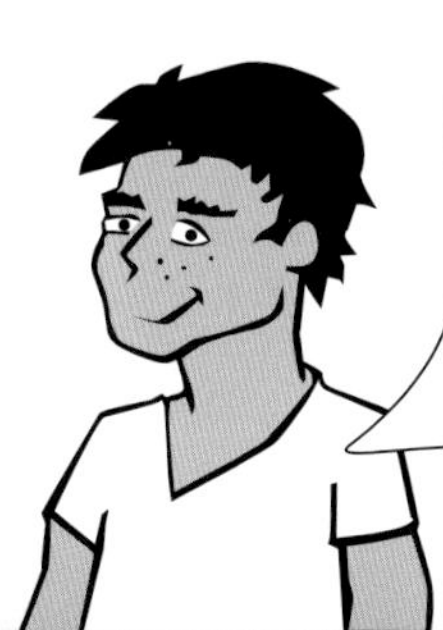

Assessment

So könnte ein Formular beispielsweise aufgebaut werden:

Abfrage der Selbstmanagement-Kompetenzen von Patienten/Bewohnern und deren Angehörigen

Name, Vorname	Anschrift	Geburtsdatum
Sonstige Anwesende	Pflegefachkraft	Datum

1. Fragen an Bewohner/innen und Angehörigen-Wissen	
Fragen	Antworten
Frage zur Ursache, Heilung der Wunde und Vorstellung der Wundheilungzeit des Bewohners/Patienten und der Angehörigen?	
Welche Symptome haben Sie? (Geruch, Exsudat, Juckreiz)	
Welche Maßnahmen wurden bislang durchgeführt?	
Kennen Sie die Bedeutung spezieller Maßnahmen (z.B. Druckentlastung, Bewegung, Kompression)?	
Seit wann sind Sie in ärztlicher Behandlung?	
2. Wund- und therapiebedingte Einschränkungen	
Haben Sie Mobilitäts- und Aktivitätseinschränkungen?	
Haben Sie Schmerzen? (Auch beim Verbandwechsel, in Ruhe, in Bewegung?)	
Eventuelle Erfahrungen mit Maßnahmen zur Verbesserung der Schmerzen?	
Haben Sie Mobilitäts- und Aktivitätseinschränkungen?	

Assessment

Chronische Wunden, boq (Hrsg.),
© Vincentz Network GmbH & Co.KG, Hannover, ISBN 978-3-86630-149-8

Fragebögen – Beispiele

2. Wund- und therapiebedingte Einschränkungen	
Fragen	Antworten
Haben Sie Schmerzen? (Auch beim Verbandwechsel, in Ruhe, in Bewegung?) Eventuelle Erfahrungen mit Maßnahmen zur Verbesserung der Schmerzen?	❑ trifft nicht zu ❑ ja → siehe Schmerz-Assessment
Fühlen Sie sich eingeschränkt in der Alltagsversorgung durch die professionelle Versorgung?	
Haben Sie Schlafstörungen durch die Wunde?	
Haben Sie Jucken und Schwellungen der Beine?	
Haben Sie Schwierigkeiten bei der Kleidungs- und Schuhwahl?	
Haben Sie Schwierigkeiten bei der Aufrechterhaltung der persönlichen Hygiene?	
Schränkt die Wunde Sie in Aktivitäten mit Anderen ein? (Psychosoziale Aspekte, Sorgen, Trauer, Depression usw.)	
Eigene Beobachtung: Wie wirkt der Bewohner/Patient auf Sie (z.B. hilflos, traurig, sorgenvoll, frustriert ...)?	

3. Vorhandene wundbezogene Hilfsmittel	
Welche Hilfsmittel/Ressourcen werden eingesetzt (z. B. Kompressionsstrümpfe/-verbände, druckreduzierende Hilfsmittel, Orthesen)?	

4. Selbstmanagementkompetenzen von Bewohnern/innen und Angehörigen

Fragen	Antworten
… im Umgang mit den Einschränkungen (aus Punkt 2)	
Welche Alltagsaktivitäten können Sie ausführen (z. B. Einkaufen, Hobbys, Spaziergänge)?	
Führen Sie entstauende Maßnahmen selbständig aus?	❏ ja ❏ nein ❏ trifft nicht zu

Welche wird angewandt?

– Kompression	❏ ja	❏ nein	❏ trifft nicht zu
– Aktivierung des Sprunggelenks und der Muskelpumpe	❏ ja	❏ nein	❏ trifft nicht zu
– Hochlegen der Beine	❏ ja	❏ nein	❏ trifft nicht zu

Fragen	Antworten
Wer führt die Fußpflege/-inspektion bei Ihnen durch	
Bei diabetischem Fußsyndrom: Welche Schuhe tragen Sie?	
Führen Sie die Druckentlastung der Wunde eigenständig durch? – mit Hilfsmitteln (z. B. Kissen) u./o. durch Bewegungsförderung und Umlagerung?	
Wer führt wie den Hautschutz, die Hautpflege durch?	
Wie erfolgt Ihre Ernährung (z. B. Nahrungsbeschaffung, Ernährungs-Gewohnheiten)?	
Müssen Sie eine besondere Diät einhalten?	
Ist es erforderlich, dass Ihr BZ eingestellt ist (Wichtig bei Diabetes mellitus)?	
Rauchen Sie?	❏ ja ❏ nein

4. Aufgaben der Pfegekraft	
Fragen	Antworten
Wunddokumentation angelegt	❑ ja, am **Hdz:**
Schmerzeinschätzung angelegt	❑ t.n.z. ❑ ja, am **Hdz:**
Ernährungssituation geklärt/berechnet	❑ t.n.z. ❑ ja, am **Hdz:**
Aktuelle Verordnung eingeholt	❑ ja, am **Hdz:**
Abklärung der externen Wundberatung	❑ ja, am **Hdz:** ❑ nein ❑ **vom Arzt nicht gewünscht**
Abklärung der externen Wundtherapie	❑ t.n.z. ❑ **beauftragt** am **Hdz:**
Einverständnis zur Fotodokumentation	❑ t.n.z. ❑ ja, am **Hdz:**
Pflegeplanung erstellt … in folgenden AEDLs:	❑ ja, am **Hdz:** AEDL 1 ❑ AEDL 6 ❑ AEDL 11 ❑ AEDL 2 ❑ AEDL 7 ❑ AEDL 12 ❑ AEDL 3 ❑ AEDL 8 ❑ AEDL 13 ❑ AEDL 4 ❑ AEDL 9 ❑ AEDL 5 ❑ AEDL 10 ❑
Raum für Bemerkungen, besondere Hinweise (z.B. besondere Wünsche und Gewohnheiten des Bewohners in Bezug auf seine Versorgung im Zusammenhang mit der Wunde und ihrer Behandlung)	

Datum   Unterschrift

Assessment

Instrumente zur Schmerzerfassung

Schmerzen können auf eine Verschlechterung der Wundsituation hinweisen.

Es kann auch bei einer chronischen Wunde notwendig sein, beim Auftreten von Schmerzen, erneut den Facharzt zurate zu ziehen.

Bei der Pflege von Menschen mit chronischen Wunden gehört die Einschätzung und Dokumentation des Schmerzes zur Versorgung dazu. Experten halten eine wöchentliche Schmerzerhebung für sinnvoll. Wenn die Schmerzen über dem cut-off Punkt (NRS bis 3/10) liegen, ist es sogar wichtig, mehrmals täglich die Schmerzintensität zu erfragen.

Es gibt Skalen zur Schmerzerhebung (= Instrumente zur Schmerzerfassung der Schmerzintensität). Es gibt verschiedene Instrumente zur Schmerzerfassung, wie die visuelle Analog Skala (VAS), die nummerische Rating Skala (NRS), die verbale Rating Skala (VRS) und die Baker-Wong-Skala (Smilies), die zur Selbsteinschätzung der Schmerzintensität für den Betroffenen genutzt werden können. Wichtig ist, die Schmerzintensität in Ruhe, aber auch in Bewegung aufzunehmen, sowie beim Verbandswechsel. Das Ziel ist, dass der Betroffene in Bewegung und in Ruhe möglichst auch schmerzfrei ist bzw. eine Schmerzlinderung hat. Um eine gesamte Schmerzeinschätzung aufzunehmen, wird die Schmerzintensität mittels der Skala in Ruhe und in Bewegung oder auch gezielt beim Verbandswechsel aufgenommen. Dokumentiert wird, wo die Lokalisation des Schmerzes ist, an welcher Körperstelle.
Aufgenommen wird, seit wann der Schmerz vorhanden ist, wie die

Assessment

Dokumentation

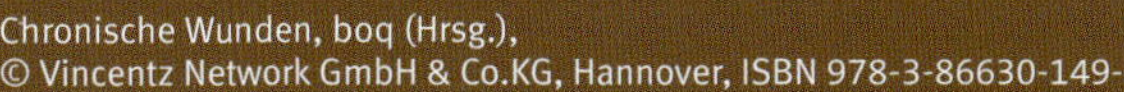

Verlaufsform ist und der Rhythmus. Dies bedeutet z.B., ob er sich im Tagesablauf ändert.

Die Schmerzqualität wird aufgenommen, z.B. ob es ein stechender, dumpfer, brennender, klopfender, ziehender oder spitzer Schmerz ist.

Welche Faktoren den Schmerz verstärken und welche ihn auch lindern. Und vor allem, welche Auswirkungen er auf das Alltagsleben für den Betroffenen hat. Eine Schmerztherapie kannst du dann mit dem Hausarzt oder auch dem Facharzt abklären. Beachte hier den nationalen Expertenstandard Schmerzmanagement!

Instrumente zur Erfassung der Mobilität

Es liegen zurzeit noch keine geeigneten Instrumente zur Erfassung der Mobilität vor, deshalb solltest du im Rahmen eines umfassenden Assessments die Aktivitäten des täglichen Lebens ganz individuell betrachten.

Z.B. ist Schmerz ein Faktor, der die Mobilität sehr einschränken kann. Ein Mensch mit Belastungsschmerz wird nicht viel umherlaufen können, eventuell in eine Schonhaltung gehen. Achtung, hier besteht eventuell zusätzlich eine Kontrakturgefahr, Thrombosegefahr und/oder Dekubitusgefahr.

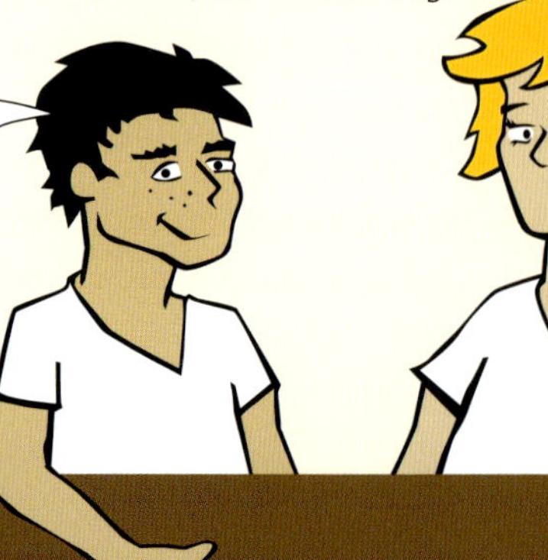

Instrumente zur Erfassung der Ernährungssituation

In diesem Bereich liegen keine aktuellen Studien vor, daher sollten in der Pflege von Menschen mit chronischen Wunden die Leitlinien eingebunden werden.

Zur Einschätzung des Ernährungszustandes werden in den Leitlinien folgende Messungen empfohlen:

- Körpergewicht,
- Körperhöhe,
- Oberarmhautfalte (Triceps skinfold),
- Oberarmmuskelumfang (Midarm muscle circumference),
- Body Mass Index (BMI).

Beispiele für Leitlinien zur Erfassung der Ernährungssituation: CSCM 2001, RNAO 2002, NICE 2006

Soll die nähere Ernährungssituation eines Menschen erfasst werden, kann das Minimal Nutritional Assessment (MNA) verwendet werden.

Damit können Probleme erfasst werden, die einen Einfluss auf den Ernährungszustand haben.

Dokumentiert werden dabei auch die anthropometrischen Daten, Gewichtsveränderungen in der Vergangenheit, Mobilitätseinschränkungen, geringe Flüssigkeitszufuhr, aufgenommene Nahrung, Schluckstörungen, schlechter Mund- oder Zahnstatus, Appetitlosigkeit und Wundheilungsstörungen.

Assessment

Dabei ist ein Nahrungsaufnahmeprotokoll (Ernährungsprotokoll) zu führen, das über einen bestimmten Zeitraum eine genaue Angabe über die Einfuhr von Kalorien, Eiweiß, Flüssigkeit, Elektrolyten, Mineralstoffen, Spurenelementen und Ballaststoffen erlaubt. Zusätzlich könnte durch Laboruntersuchungen der Ernährungszustand noch ergänzend untersucht werden.

Eine Ernährungseinschätzung sollte zu Beginn einer Behandlung und bei individuellen Veränderungen durchgeführt werden.

Bei Menschen mit erhöhtem Dekubitusrisiko oder vorhandenem Dekubitus sollte eine routinemäßige Gewichtskontrolle stattfinden, im stationären Bereich ist mindestens einmal pro Monat das Gewicht zu ermitteln.

Bei Menschen mit einem Diabetischen Fußsyndrom ist der Zusammenhang von Ernährung und Insulinsubstitution ganz genau zu beachten, denn die Güte der Blutzuckereinstellung kann den Heilungsverlauf einer Wunde erheblich beeinflussen.

> **Merke!**
>
> *Die Ernährungseinschätzung sollte nur durch eine Pflegefachkraft erfolgen, ggf. unter Abstimmung mit Küchenleitung, Diätassistentin, Arzt …*

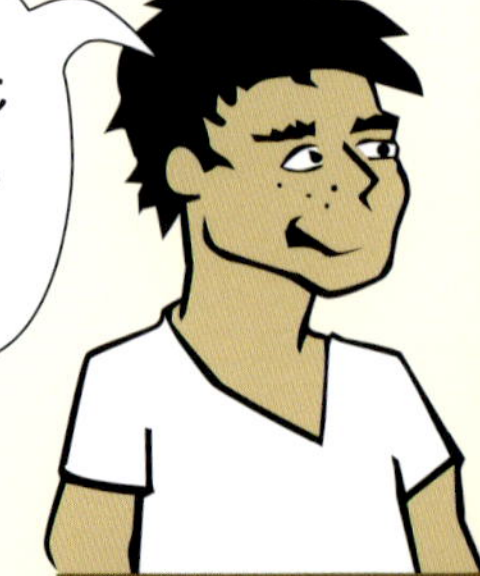

Assessment

Wundanamnese

Die Wundanamnese

Bei der Wundanamnese werden die Merkmale der Wunde genau beschrieben und dokumentiert.

- Wo befindet sich die Wunde?
- Wie groß und wie tief ist die Wunde?
- Wie sieht der Wundgrund aus?
- Wie wird die Wunde klassifiziert?
- Hat die Wunde einen Geruch?
- Sondert die Wunde Exsudat ab?
- Wie sehen der Wundrand und die Wundumgebung aus?

Es gibt derzeit noch keine genauen Aussagen, welche Wundparameter den genauen Grad der Wundheilung angeben und eine Evaluation der Therapie erlauben.

Allerdings scheint die Wundgröße ein wesentlicher Faktor für die Bewertung und Prognose bei der Wundheilung zu sein.

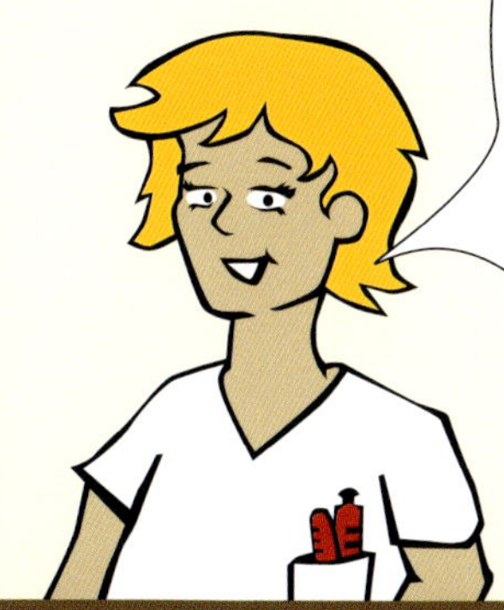

Chronische Wunden, boq (Hrsg.),
© Vincentz Network GmbH & Co.KG, Hannover, ISBN 978-3-86630-149-8

Wundgröße

- An der Überwachung der Wundgröße kann man den Heilungsfortschritt erkennen. Dazu muss die Wunde ausgemessen werden. Die Wundgröße kann durch die Parameter Form, Länge, Breite, Tiefe, Umfang, Volumen, Fläche und Unterminierung/Tunnel beschrieben werden.
- Damit die Messung jedes Mal gleich vorgenommen wird, ist es vorteilhaft, wenn immer dieselbe Person die Wunde ausmisst und dabei immer nach derselben Methode vorgeht.
- Die Wundgröße kann mit einem Lineal ermittelt werden. Eine weitere Möglichkeit ist das Ausmessen mit einer sterilen Folie. Diese ist mit 1 cm großen Kästchen bedruckt und wird über die Wunde gelegt. Die Wundränder können mit einem Stift nachgezogen werden. Um die Wundgröße in cm^2 angeben zu können, wird Wundlänge mal Wundbreite gerechnet. Kästchen, in denen mehr als die Hälfte ausgefüllt ist, werden dabei als 1 cm^2 gerechnet.
- Um die Wunde nicht zusätzlich mit Keimen zu belasten, sollten zum Vermessen der Wunde sterile Materialien verwendet werden.
- Zusätzlich ist eine Beschreibung, welche durch eine Fotodokumentation gestützt wird, möglich. Hier sind folgende Kriterien zu beachten: Eine Einwilligung von der Person, dem Betreuer, dem Generalbevollmächtigten liegt vor (am besten schriftlich, Einwilligungsformular im QM erstellen). Das Foto sollte immer nach der Wundreinigung erstellt werden. Wichtig ist: gleicher Winkel, gleicher Abstand, gleiche Beleuchtung, fotografieren von der

gleichen Seite aus. Auf dem Foto sollte erkennbar sein: Name und Vorname, Geburtsdatum, Tag der Aufnahme und um welche Körperstelle es sich handelt, die fotografiert wird (beschrifteten Zettel danebenlegen). Zusätzlich sollte ein Zentimetermaß danebenliegen. Es gibt auch Einmalzentimetermaße, auf denen alles vermerkt werden kann. Sie werden häufig von Wundtherapeuten verwendet.

Wundtiefe

- Die Tiefe einer Wunde kann in cm gemessen und dokumentiert werden.
- Die Tiefe kann anhand anatomischer Gegebenheiten beschrieben werden.
- Z.B kann eine Wunde so tief sein, dass der Knochen ohne Knochenbeteiligung zu sehen ist.
- Um die genaue Tiefe festzustellen, kann eine Tiefenmessung mit sterilem Material erfolgen.
- Es kann vorkommen, dass sich unterhalb der Wundränder sogenannte Unterminierungen (pflegesprachlich meist als Taschenbildung bezeichnet) befinden. Auch diese müssen vermessen und beschrieben werden. Die Lokalisation der Unterminierung in der Wunde wird anhand der Uhrenmethode beschrieben. Z.B. befindet sich eine Unterminierung zwischen 3.00 und 5.00 Uhr.

Anamnese

Wundtiefe

- Die Tiefe der Unterminierung kann sehr unterschiedlich sein. Um diese auszumessen, fährt man sehr vorsichtig mit einem sterilen Hilfsmittel unter den Wundrand in die Unterminierung hinein. Mit dem Finger (steriler Handschuh ist erforderlich) wird die Tiefe auf dem Hilfsmittel festgehalten und kann danach ausgemessen werden. Die Wunde kann auch „ausgelitert" werden, das bedeutet, um zu erfahren wie groß die Tasche ist, kann überprüft werden, wie viel Spülflüssigkeit in die Wunde hineinpasst. Da Wunden durch das Spülen oft gereinigt werden, ist dies auch eine gute Möglichkeit zu prüfen, inwieweit ein positiver Wundverschluss erfolgt.

Wundgrund

- Der Wundgrund wird nach der Wundreinigung beurteilt.
- Die Beschaffenheit des Wundgrundes wird meist nach der Farbbeurteilung identifiziert, z.B. mit dem Dreifarbenmodell der Wound Care Society wird der Wundgrund begutachtet und den Farben rot, gelb oder schwarz zugeordnet.
- Bislang ist die Einschätzung der Farben durch technische Messungen eher unzuverlässig.
- Es existieren bisher noch keine standardisierten Verfahren für die Erfassung des Gewebetyps. Hier muss man sich auf das fachliche Urteil des Datenerhebers verlassen.

Merke zum Uhrzeigersinn!

Die Richtung des Kopfes deines Patienten gibt dir zwölf Uhr an, am Fuß und an den Händen ist es die Richtung der Zehe oder der Fingerspitzen.

Anamnese

Chronische Wunden, boq (Hrsg.),
© Vincentz Network GmbH & Co.KG, Hannover, ISBN 978-3-86630-149-8

Wundanamnese

- Der Gewebetyp des Wundgrundes kann folgendermaßen beschrieben werden:

Nekrose:
- locker mit gelben Ablagerungen,
- haftend mit gelben Ablagerungen oder Fibrin,
- weicher, grauer oder schwarzer Schorf,
- harter, trockener, schwarzer Schorf.

Granulationsgewebe:
- geheilt,
- hell, fleischig rot,
- altrosa, hell,
- fehlend (RNAO 2004a).

Beim Dekubitus wird eine Einteilung des Gewebetyps in:
- vollständiger Verschluss mit Epithel,
- Epithelgewebe,
- Granulationsgewebe,

- Beläge,
- trockene Nekrose

vorgeschlagen(RNAO 2002).

Als Quantifizierung des Gewebetyps erfolgt z.B.
nicht sichtbar
1 – 25 % des Wundbettes,
25 – 50 % des Wundbettes,
51 – 75 % des Wundbettes,
76 – 100 % des Wundbettes
(DDG 2004;RNAO 2004a).

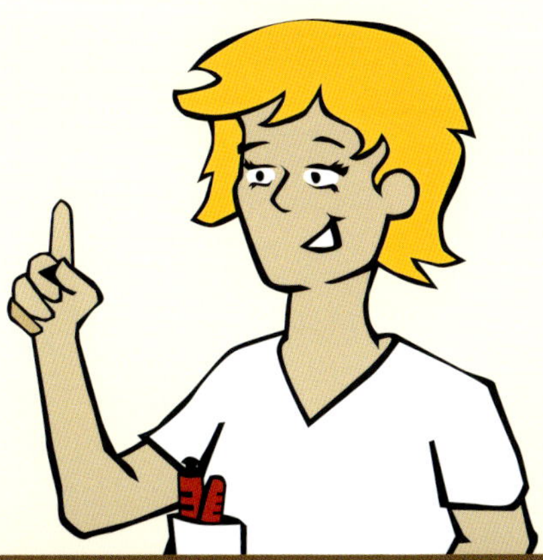

Exsudat, Geruch, Wundränder, Wundumgebung, Mazeration

Das Wundexsudat wird in Qualität und Quantität unterteilt. Die Quantität wird vom letzten bis zum aktuellsten Verbandwechsel gerechnet.

Qualität:

serös/blutig	– wässrig, hell, rot bis rosa,
serös	– wässrig, klar, hell, gelblich,
serös/eitrig	– undurchsichtig,
eitrig	– undurchsichtig,
gelblich	– grünlich mit faulem/ schlechtem Geruch.

Quantität:

kein Exsudat	- abgeheilt oder trockene Wunde,
kaum Exsudat	- Wundbett feucht, Verband trocken,
geringes Exsudat	- Wundbett feucht, etwas aus dem Verband austretend,
moderates Exsudat	- deutlich flüssig im Wundbett und mehr als 50 % des Verbandes durchnässt,
reichlich/ massenhaft Exsudat	- der Verband ist mehr als erschöpft, er kann keine zusätzliche Flüssigkeit mehr aufnehmen (RNAO 2004a).

- Der Geruch einer chronischen Wunde wird in „kein", „leicht" oder „widerwärtig" unterteilt. (RNAO 2004a)
- In den Leitlinien werden verschiedene Begriffe zur Beschreibung des Wundrandes genannt.

Wundrand:

- gut begrenzt,
- gestanzt,
- diffus,
- unregelmäßig,
- steil,
- kantig,
- eingerollt,
- abgeheilt,
- mehr als 50 % des Randes epithelisiert,
- weniger als 50 % epithelisiert,
- haftend,
- nicht haftend,
- keine Epithelisierung, unterminiert (RNAO 2004 a).

Um Wunden in die Wundheilungsstadien einzuteilen, findet man in der Wunddokumentation Wörter wie „Entzündung", „Granulation", „Epithelisierung" und „Wundkontraktion". (Morbach et al. 2004)

- Bei der Beurteilung einer Wunde ist auch die Wundumgebung von Bedeutung. Dabei ist nicht nur die direkt umliegende Haut gemeint, sondern auch die gesamte Extremität. Dabei wird Folgendes beurteilt:
- Ödem,
- Ekzem,
- Rötung,
- Hyperpigmentation,
- Atrophie Blanche ,
- Hauttemperatur,
- Transparenz der Haut,
- Spannung,
- Entzündungszeichen,
- Zyanose,
- Hyperkeratosis (RNAO 2004a).

Anamnese

Wundinfektion

Hinweise auf eine Infektion geben
aus pflegerischer Sicht die syste-
mischen klassischen Entzündungszeichen:

- Schwellung,
- Schmerz,
- Überwärmung,
- Rötung,
- Funktionseinschränkung.

Beim diabetischen Fußsyndrom
kann man die Ischämie und Infektion nach der Armstrong-Klassifikati-
on einteilen. Die Wunden werden
hier in fünf Stadien eingeteilt,
angefangen bei Stadium 0 (z. B.
abgeheiltes Ulcus, der Mensch bleibt
Risikopatient) bis hin zum Stadium
5 (Nekrose des gesamten Fußes).

Wunddauer, Rezidive

Die Wunddauer kann in Tagen,
Wochen, Monaten oder Jahren
angegeben werden.
Rezidive und rezidivfreie Zeit kann
in einem Dokumentationsbogen
festgehalten werden.

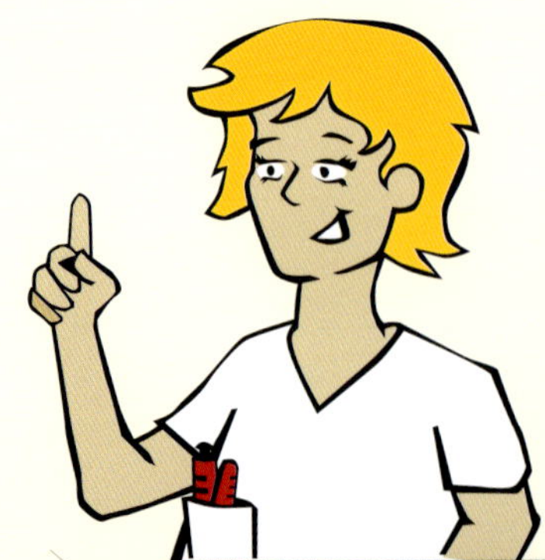

Anamnese

Wundanamnese

Klassifizierung der Wunden/ Wunddiagnosen

Diabetisches Fußsyndrom

- die Einschätzung zur Ausdehnung der Wunde, Ischämie und Infektion erfolgt in fünf Stadien durch die Wagner-Armstrong Klassifikation (s.o.).

Ulcus cruris venosum und arteriosum

- Die chronisch venöse Insuffizienz wird nach Widmer klassifiziert.

Die chronisch venöse Insuffizienz hat je nach Dauer und Schwere unterschiedliche Symptome, diese werden in drei Schweregrade nach Widmer klassifiziert.

Grad I: Um die Knöchel und oberhalb des Fußgewölbes bilden sich besenreiserartige sichtbare Venen und Ödeme.

Grad II: Hyperpigmentierung der Haut, Unterschenkelödeme, Dermatoliposklerose= die Haut ist mit der fascia cruris verbacken und lässt sich nicht in Falten abheben und hat einen starken Glanz.

Als Folge kann es zur Atrophie blance kommen. Diese zeigt weiße, athrophische, münz- bis handteller große Hautareale, meist im Narbenbereich von abgeheilten ulcera.

Grad III: manifestierte ulcera cruris.

Dekubitus

Meistens wird ein Dekubitus von Pflegekräften „diagnostiziert".

Die verschiedenen Klassifikationssysteme dienen der Erfassung des Schweregrades.

Die Schwere eines Dekubitus wird in vier Grade eingeteilt:

Grad I: Umschriebene, andauernde Hautrötung bei intakter Haut. Die Rötung lässt sich nicht mit dem Finger wegstreichen. Es können auch lokale Ödeme, Verhärtungen oder Erwärmung auftreten.

Grad II: Es kommt zu oberfläch-

Klassifizierung der Wunden/ Wunddiagnosen

lichen Teilverlusten der Oberhaut, bis hin zur Lederhaut. Die Schädigung kann sich als Blase, Hautabschürfung oder flaches Geschwür zeigen.

Grad III: Es kommt zur Nekrose des oberflächlichen Gewebes oder zum Verlust aller Hautschichten. Die Schädigung kann bis in die Muskelschicht reichen und zeigt sich als tiefes, offenes Geschwür.

Grad IV: Dieser Grad bedeutet den Verlust aller Hautschichten mit ausgedehnter Zerstörung, Gewebsnekrose oder Schädigung der Muskeln, Knochen oder Sehnen und Gelenkkapseln.

Studien über die Dokumentation der verschiedenen Wundstadien zeigen, dass eine Pflegekraft Schulung und Erfahrung benötigt, um das Wundstadium richtig einzuschätzen. Die Skalen sind geeignet, um eine augenblickliche Bestandsaufnahme anzulegen, sind aber zur Beurteilung des Heilungsverlaufes nicht vorteilhaft.

Die Einschätzung eines Dekubitus soll gleich zu Beginn und danach ein Mal wöchentlich erfolgen. Außerdem sofort bei Veränderungen oder Verschlechterungen (Eine Veränderung wäre z.B. das chirurgische Abtragen einer Nekrose).

Merke!

Die Wunddiagnose wird vom Arzt gestellt. Die Wundbeschreibung sollte mindestens 1 – 2 x pro Woche erfolgen, dies richtet sich z.B. nach der Anordnung des Intervalls des Verbandswechsels. Beschreibe die Wunde immer vollständig, und beachte die vorherige Beschreibung. Hat sich die Wunde positiv verändert? Bei Veränderungen der Wundsituation informiere den Arzt und ggf. die Wundberaterin und kläre ab, ob sich die Anordnung des Verbandswechsels ggf. verändert.

Interventionen bei der Pflege von Menschen mit chronischen Wunden

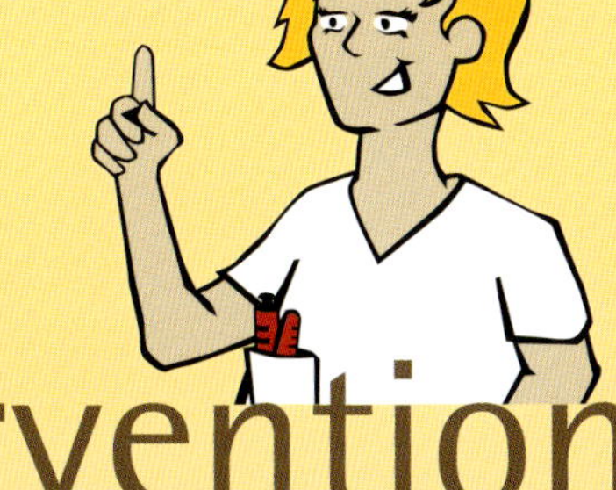

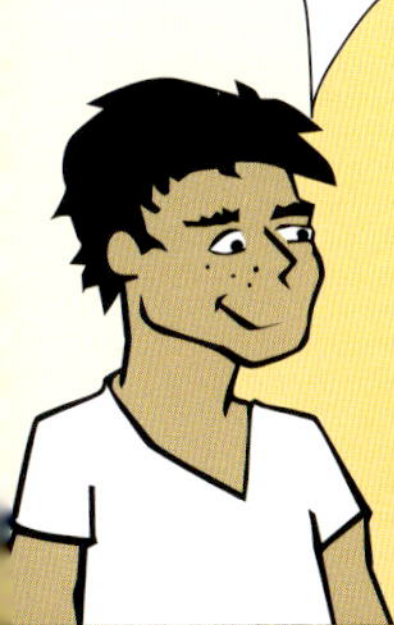

Intervention

Chronische Wunden, boq (Hrsg.),
© Vincentz Network GmbH & Co.KG, Hannover, ISBN 978-3-86630-149-8

Kompressionstherapie

Die deutsche Norm für eine leichte Kompression beträgt 25,1 – 32,1 mm Hg, für eine hohe Kompression mehr als 59mmHg.

Bei der Behandlung des unkomplizierten Ulcus cruris venosum ist eine von distal nach proximal abnehmende möglichst hohe Kompression die erste Wahl. Ein kontrolliertes Gehtraining verhindert dabei eine Versteifung des Sprunggelenks und aktiviert die Muskelpumpe.

Die Voraussetzung für die Kompressionstherapie ist immer eine ärztliche Diagnostik und ärztliche Anordnung.

Es ist sehr wichtig, den Erkrankten genau über die Wirksamkeit der Kompression aufzuklären und so seine Mitarbeit zu stärken. Viele Menschen empfinden Kompressionsverbände oder –strümpfe als sehr unangenehm und verweigern daher häufig das Tragen.

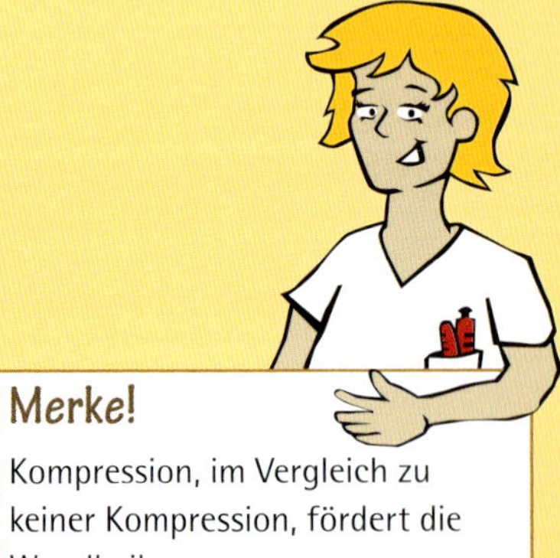

Merke!

Kompression, im Vergleich zu keiner Kompression, fördert die Wundheilung.

Intervention

Chronische Wunden, boq (Hrsg.),
© Vincentz Network GmbH & Co.KG, Hannover, ISBN 978-3-86630-149-8

...ndspezifische Interventionen

Kompressionsverbände

- Kompressionsverbände werden aus wiederverwendbaren oder Einwegbinden gewickelt. Unterschieden werden Ultrakurzzug-, Kurzzug-, Mittelzug- und Langzugbinden. Die Verbände können ein- oder mehrlagig angelegt werden.
- Es kann zu einer Allergie gegen die Materialien Polyamid, Elastan, Latex etc. kommen. Deshalb ist auf Hautveränderungen zu achten.
- Kompressionsverbände sollten nur durch geschultes und erfahrenes Fachpersonal angelegt werden. Falsch angelegte Verbände können unwirksam sein oder sogar schädigen.
  Bei der Anlage des Verbandes muss deshalb auf Schmerzen, Gewebenekrosen und Druckschäden der peripheren Nerven, besonders auf Knochenvorsprüngen, geachtet werden.

- Die Haltbarkeit der Kompressionsmaterialien ist begrenzt. Um die Wirksamkeit zu erhalten, sollte auf das Haltbarkeitsdatum und die Pflegehinweise des Herstellers geachtet werden.
- Die Kompression wird bei entstauten Venen angelegt, die Kompressionsstrümpfe sollten im Liegen angezogen werden.
- Die Verbandstechnik richtet sich nach dem Material, dem Hersteller und der Verbandart. Einige Regeln sollten aber allgemein eingehalten werden:
  - rechtwinklige Sprunggelenkposition,
  - Fersen und Zehengrundgelenke werden mit eingebunden,
  - der Unterschenkelkompressionsverband, mit zwei Binden, wird bis zum Fibulaköpfchen, der Oberschenkelkompressionsverband bis zum proximalen Oberschenkel ausgeführt,

---

Glossar

distal = von der Körpermitte weg gelegen
proximal = Körpermitte hin gelegen
rezidiv = Wiederauftreten, Rückfall

Kompressionsverbände

- Druck nimmt von distal nach proximal ab,
- Vermeiden von Druckstellen, Schmerzen und Schnürfurchen,
- Material und Anlagetechnik richten sich nach der jeweiligen Grunderkrankung und werden von dem Arzt angeordnet,
- Verband kontrollieren, Durchblutung der Zehen prüfen, bei Schmerzen den Verband sofort abnehmen und neu anlegen, Verband mindestens alle 12 Stunden oder bei Verrutschen erneuern. Nachtentlastung mit dem Arzt klären.

Kompressionsstrümpfe

- speziell für die Behandlung von Ulcus cruris angefertigte Kompressionsstrümpfe sind ebenso wirksam wie ein Kompressionsverband, diese liegen in unterschiedlichen Kompressionsklassen vor,

Merke!

Kontraindikation einer Kompressionsbehandlung: bei arteriellen Durchblutungsstörungen, starken Ödemen, Lungenödem, deformierten Beinen, schweren Herzinsuffizienzen. Die Anordnung zur Kompressionstherapie erfolgt nur nach ärztlicher Anordnung.

* medizinische Kompressionsstrümpfe verringern nach dem
Abheilen eines Ulcus das Risiko
eines Rezidivs,
* bei der Rezidivprophylaxe sind
Kompressionsstrümpfe mit hoher
Kompression wirksamer als
solche mit niedriger Kompression,
* Kompressionsstrümpfe müssen
ein Leben lang getragen werden.

Kompressionsstrümpfe alle 2 – 3
Tage wechseln, auf eine gute Hautpflege achten, Strümpfe verursachen manchmal Juckreiz. Die Kompressionsstrümpfe sollten durch
eine Fachkraft, z. B. aus dem Sani-
tätshaus, abgemessen werden. Mit
dem Arzt klären, ob eine Nachtentlastung erfolgen darf.

Druckentlastung

Ein Dekubitus entsteht durch einen
anhaltenden Druck von außen.
Daher sind die Maßnahmen bei der
Behandlung eines Menschen mit
Dekubitalulzera auf Druckentlastung
und Bewegungsförderung ausge-
richtet.

* Es gibt luftgestützte Systeme, die
als Auflage auf die bestehende
Matratze gelegt werden und
solche, die anstelle der Matratze
in das Bett gelegt werden. Es
gibt zurzeit keine einheitlichen
Aussagen darüber, welches
System besser ist.
* Auch beim Sitzen muss auf
Druckentlastung geachtet werden.
Es gibt keine konkreten Empfehlungen, welche Lagerungshilfsmit-
tel hier genutzt werden sollten.
Sitzringe sind allerdings zu
vermeiden. Siehe Expertenstandard Dekubitusprophylaxe.

Intervention

Druckentlastung

Auch beim Diabetischen Fußsyndrom ist es sehr wichtig, Druck zu
vermeiden, damit das Ulcus abheilen
kann. Zur Rezidivprophylaxe nach
Abheilen des Ulcus empfiehlt sich
das Tragen von schützendem
Schuhwerk.

Therapien zur Druckentlastung:
- therapeutisches Schuhwerk,
- Bettruhe,
- Gehstützen,
- Rollstuhl,
- Orthesen,
- Voll-Kontaktgips.

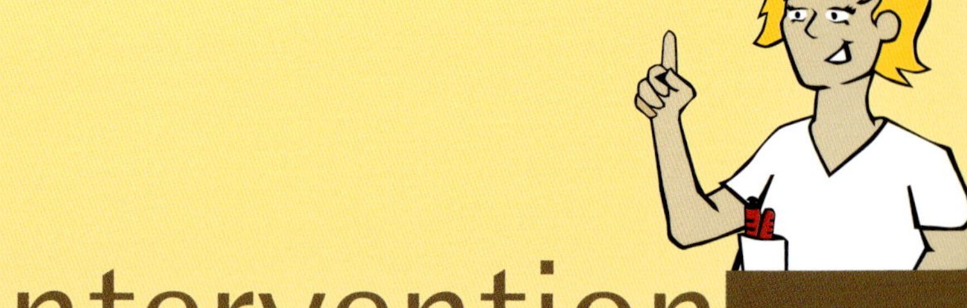

Bewegung/Bewegungsförderung

Ulcus cruris venosum

Eine Dysfunktion der Wadenmuskulatur und eingeschränkte Bewegungsmöglichkeiten des Sprunggelenks werden mit der Entstehung eines Ulcus cruris venosum in Verbindung gebracht.

Deshalb ist die Förderung der Durchblutung durch kontrolliertes Gehtraining unter Kompressionstherapie empfohlen (Muskelpumpe). Ob die gesteigerte Hämodynamik auch zu einer besseren Wundheilung führt, konnte wissenschaftlich bislang noch nicht belegt werden. Die WOCN Leitlinien (2005) empfehlen ein Bewegungsprogramm, dies beinhaltet isotonische Muskelübungen und die Empfehlung 2 x tgl. 30 Minuten zu gehen, um die Wadenmuskelpumpe zu aktivieren.

Falls keine Kompression angewendet wird, empfiehlt es sich, die Beine 10 – 30° über dem Herzen hochzulagern, dieses wirkt positiv auf den transcutanen Sauerstoffpartikeldruck. Achtung bei Herzerkrankten. Bei angelegter Kompression scheint dies jedoch negativ zu wirken.

Ulcus cruris arteriosum

Untersuchungen weisen darauf hin, dass Menschen mit Ulcus cruris arteriosum eine Beeinträchtigung der Wadenmuskel-Funktion haben. Deshalb wird für Menschen ohne Kontraindikation ein Bewegungsprogramm empfohlen. Dreimal wöchentliches Gehen bis an die maximale Schmerzgrenze.

Dieses soll die Schmerzfreiheit und die Gehstreckenfreiheit bei claudicatio intermittens steigern (WOCN 2002).

Diabetisches Fußsyndrom

Oberstes Ziel ist die Druckentlastung des Fußes. Deshalb ist es oft notwendig, auf ein Gehtraining zu verzichten oder es nur mit äußerster Vorsicht durchzuführen nach ärztlicher Rücksprache.

Bei einem abgeheilten Ulcus kann ein Gehtraining mit verminderter Intensität sinnvoll sein.

Dekubitus

Da die Dekubitusentstehung durch Druck gefördert wird, muss darauf geachtet werden, den Erkrankten nicht auf dem Dekubitus zu positionieren.

Rollstuhlpflichtige Patienten sollten dazu angehalten werden, die Körperhaltung und Position selbstständig zu verändern, die betroffene Körperstelle sollte alle 15 Minuten wieder entlastet werden. Ist der Erkrankte dazu nicht allein in der Lage, wird der Positionswechsel von den Pflegenden übernommen.

Bei der Bewegungsförderung sollen Reibungs- und Scherkräfte vermindert werden, z. B. in Rücken- und Seitenlage das Kopfteil höchstens 30° anheben und eine ganztägige Oberkörperhochlagerung vermeiden.

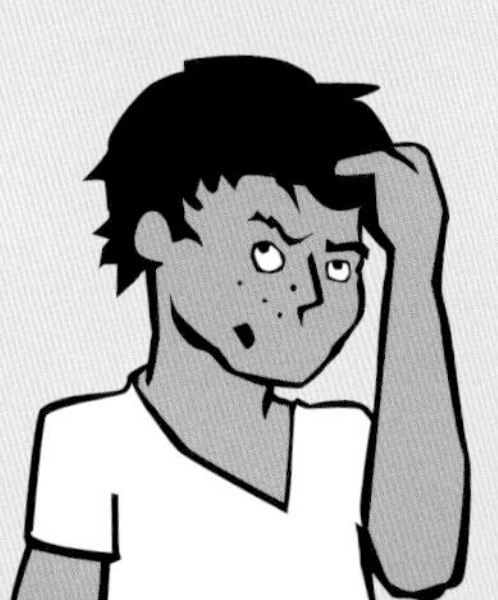

Interventionen bei wund- und therapiebedingten Beeinträchtigungen

Die Maßnahmen richten sich nach den Beschwerden der Betroffenen. Im Mittelpunkt stehen die Schmerztherapie, die Bekämpfung von Wundgeruch und der Umgang mit Wundexsudat.

Schmerztherapie

To do:
- die Schmerztherapie richtet sich nach der Ursache,
- Herausfinden, welche Umstände zu Wundschmerzen führen,
- Schmerzmittelgabe nach WHO Stufenschema,
- eventuell Gabe co-analgetischer Medikamente.

Not to do:
- es ist fahrlässig, einen Verbandwechsel in der gleichen Art und Weise durchzuführen, wenn der Betroffene beim vorherigen Verbandwechsel starke Schmerzen hatte,
- es sind keine austrocknenden und anhaftenden Wundauflagen zu verwenden, da diese Schmerzen verursachen können.

Intervention

Wundgeruch

Wundgeruch entsteht meist durch Gewebezerstörung oder bakterielle Besiedlung der Wunde.

To do:
- Die Therapie richtet sich nach der Ursache,
- Reinigung und Debridement der Wunde,
- Bekämpfung von bakterieller Besiedelung in der Wunde, meist durch Gabe von Antibiotika,
- adäquate Wundreinigung und Verbandwechsel,
- Verwendung von geruchsabsorbierenden Wundauflagen, z. B. mit Kohleanteilen.

Wundexsudat

Das Wundexsudat hilft bei der Wundreinigung, es „spült" die Wunde. Ein Zuviel an Wundexsudat kann allerdings zur Mazeration der umgebenden Haut führen. Mazerierte Haut verliert ihre natürliche Schutz- und Barrierefunktion. Pilze und Bakterien können leichter eindringen. Wundexsudat kann den Wundgeruch verstärken und die Lebensqualität des Betroffenen stark einschränken.

To do:
- auf saubere trockene Haut achten, als Schutz vor Mazeration. Schutz der Wundumgebung, z.B. mit sog. Hautschutzfilmen
- Optimierung der Wundbedingungen,
- Infektionskontrolle,
- Auswahl der geeigneten Wundauflage,
- Vermeidung von Exsudataustritt aus dem Verband,

Intervention

bedingten Beeinträchtigungen

* adäquate Verbandwechselintervalle,
* evtl. Kompressionstherapie nach
  ärztlicher Anordnung.

Lokale Wundbehandlung

Zur lokalen Wundbehandlung gehören die Wundreinigung, das Entfernen von abgestorbenem Gewebe
und das Anlegen einer Wundauflage.

* alle Maßnahmen sind unter
  hygienischen Bedingungen
  auszuführen!
* bei Bedarf sind Maßnahmen zur
  Infektionsbekämpfung vorzunehmen, z. B. Desinfektion der
  Wunde,
* gleichzeitige Behandlung der
  Grunderkrankung,
* Achtung bei MRSA Befall die
  Richtlinien des Robert-Koch-
  Institutes einhalten (wird im
  Hygienekonzept beschrieben).

Antiseptik

Ein erhöhtes Infektionsrisiko besteht bei:

* chronischen Erkrankungen, z.B.
  Diabetes mellitus,
* funktionellen Einschränkungen
  oder Immobilität und vorhandenen Wunden, z.B. Dekubitus,
* chronischen Hautläsionen und
  Dekubitalulcera.

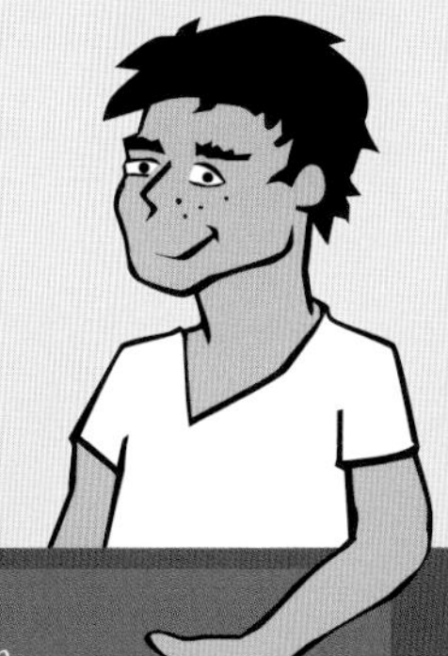

Glossar

Co-analgetische Medikamente	=	werden zusammen mit Schmerzmitteln verabreicht und unterstützen deren Wirkung.
Debridement	=	Entfernen von abgestorbenem Gewebe aus der Wunde

Beim Verbandwechsel immer …

Vorgehensweise beim Verbandswechsel:
vor dem Verbandwechsel erfolgt eine hygienische Händedesinfektion,
zum Entfernen des gebrauchten Verbandes keimarme Einweghandschuhe tragen,
Entfernen von festsitzenden Wundauflagen mit steriler Pinzette,
anschließend Einweghandschuhe entsorgen,
erneute hygienische Händedesinfektion,
Wundbehandlung mit Non-touch-Technik mit sterilen Instrumenten oder sterilen Handschuhen, Spülen der Wunde mit sterilen Lösungen,
Angaben der Haltbarkeit der Spüllösungen beachten, adäquate Aufbewahrung,
Instrumente unter Vermeidung einer Kontamination der Umgebung sofort sicher entsorgen,
angebrochene Sterilverpackungen sind nach Gebrauch zu entsorgen,
nach Beendigung erneute hygienische Händedesinfektion,
ggf. weitere Schutzbekleidung tragen, Kontamination mit der Berufsbekleidung vermeiden.

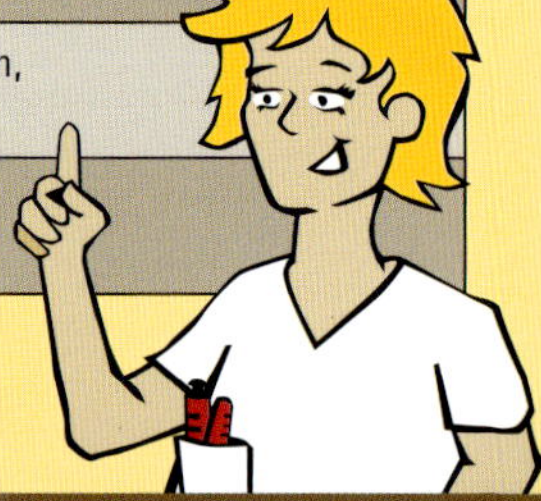

Glossar

Revaskularisation = Wiedereinsprossen/-einwachsen von Kapillargefäßen in vorher nicht adäquat durchblutetes Gewebe Fehlfunktion

nach den Regeln der Antiseptik vorgehen!

Debridement

Das Wunddebridement dient zur Verbesserung der Wundbedingungen und als Infektionsprophylaxe. Das Debridement von totem Gewebe sollte vor einer Revaskularisation durchgeführt werden. Trockene, schwarze und stabile Fersennekrosen bei Druckgeschwüren sollten nicht abgetragen werden, wenn sie nicht schmerzhaft, gerötet oder eitrig sind.

Die Technik richtet sich nach dem Gewebetyp, nach der Wundgröße, der Wundtiefe, der Wundlokalisation und der Menge des Wundsekrets. Schmerzen beim Debridement sollten, z.B. durch das Auftragen von lokalanästhesierenden Salben, vermindert werden.

Das Debridement kann
- autolytisch, z.B. durch Hydrogel
- biomechanisch, z.B. durch Madentherapie (fressen abgestorbenes Gewebe),
- enzymatisch, Auflösen des toten Gewebes durch Enzyme,
- mechanisch, z. B. Entfernen mit chirurgischen Instrumenten, durchgeführt werden.

Intervention

Chronische Wunden, boq (Hrsg.),
© Vincentz Network GmbH & Co.KG, Hannover, ISBN 978-3-86630-149-8

Wundreinigung

Bei der Wundreinigung werden abgestorbenes Gewebe, überschüssiges Exsudat und metabolische Abfallstoffe entfernt:

- die Wundreinigung erfolgt bei jedem Verbandwechsel,
- bei infektionsfreien Wunden werden keine antiseptischen Substanzen auf die Wunde aufgebracht, die Wundreinigung sollte so weit wie möglich atraumatisch erfolgen,
- Wundreinigungslösungen mit Zusätzen werden nur für Wundspülungen empfohlen, wenn eine zusätzliche Reinigungswirkung erzielt werden soll,
- das Robert-Koch-Institut empfiehlt die Verwendung von sterilen Wundspüllösungen.

Wundauflagen

In der Regel werden keine speziellen Wundauflagen empfohlen.

- Die Wahl der Wundauflage richtet sich nach dem Wundheilungsstadium, der Exsudatmenge, den Infektionszeichen und den Kosten-Effektivitätskriterien.
- Der Verband soll das Wundbett feucht und die Umgebungshaut trocken halten.
- Der Verband soll die Wunde vor Auskühlung und Infektion schützen.
- Der Verband soll beim Wechseln keine Rückstände in der Wunde zurücklassen.
- Die Anforderungen an das Verbandmaterial von Dekubitalulcera sind die Verringerung von Scherkräften, Reibung und die Vermeidung von zusätzlichem Druck auf die Wunde.

Intervention

Ernährung

- Der Einsatz von so genannten modernen Wundauflagen ist nur dann sinnvoll und ökonomisch, wenn dadurch das Verbandwechselintervall verlängert werden kann.
- Das Verbandwechselintervall sollte engmaschig und regelmäßig sein. Intervalle können von 2-mal täglich bis 2-mal wöchentlich sein, je nach Wundauflage.

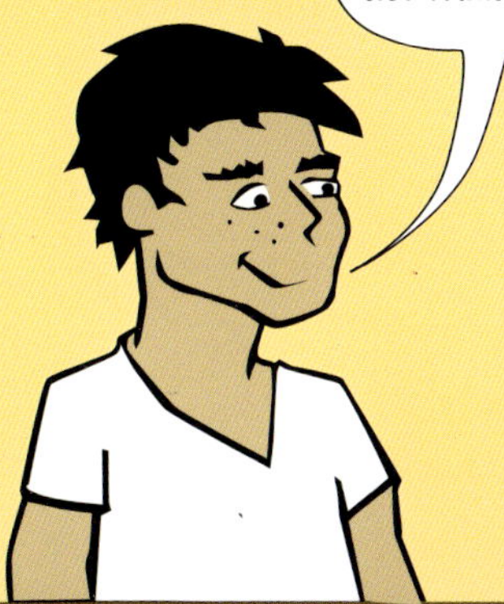

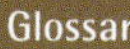

Glossar

Metabolisch = durch den Stoffwechsel entstanden
Atraumatisch = das Gewebe schonend.

Chronische Wunden, boq (Hrsg.),
© Vincentz Network GmbH & Co.KG, Hannover, ISBN 978-3-86630-149-8

Umgang mit Mangelernährung

Eine Eiweiß und Energie-Mangelernährung führt zu einer verringerten Bildung von Fibroblasten. Diese kommen im Bindegewebe vor und wirken positiv auf die Reparatur von Verletzungen ein. Auch das Wachstum von neuen Blutgefäßen in die Wunde findet gebremst statt. Es kommt zu einer verzögerten Wundheilung.

Menschen mit einem Dekubitus (Grad 3 und 4) haben zudem noch einen erhöhten Grundenergieumsatz.

Die Meinungen der Fachleute, hinsichtlich der benötigten Nahrungsbestandteile, gehen etwas auseinander. Für einen gesunden Menschen gelten (laut EPUAP 2003) folgende Richtwerte zur Nahrungsaufnahme pro Tag:

- 25 – 35 kcal pro Kilogramm Körpergewicht,
- 0,8 – 0,5 g Eiweiß pro Kilogramm Körpergewicht, erhöht sich ggf. bei großen Wunden,
- 30 – 35 ml Flüssigkeit pro Kilogramm Körpergewicht,
- adäquate Elektrolyte, Mineralien, Spurenelemente und Ballaststoffe.

Nahrungszusammensetzung und Empfehlung der deutschen Gesellschaft für Ernährung für alte Menschen:

Nährstoffe	Anteil an der Gesamtnährstoffmenge pro Tag	Empfehlungen für alte Menschen pro Tag
Kohlenhydrate	55%	Ca. 290 g, davon 30 g Ballaststoffe
Fette	Maximal 30%	55-65 g
Eiweiße	Mindestens 15%	70 g

Berechnung des Proteinbedarfes:
Ist erforderlich bei Eiweißverlusten und es sollte **immer mit dem Arzt abgeklärt werden,** ob nicht Erkrankungen vorliegen, die gegen eine erhöhte Eiweißzufuhr sprechen.

	Je kg Körpergewicht und Tag
Dekubitus je nach Größe	
< 50 cm²	1,3 – 1,5 g dieser Punkt ist wichtig!
> 50 cm²	1,5 – 1,9 g

Eiweiß kann ergänzt werden zum Beispiel durch das Supplement Protein 88®

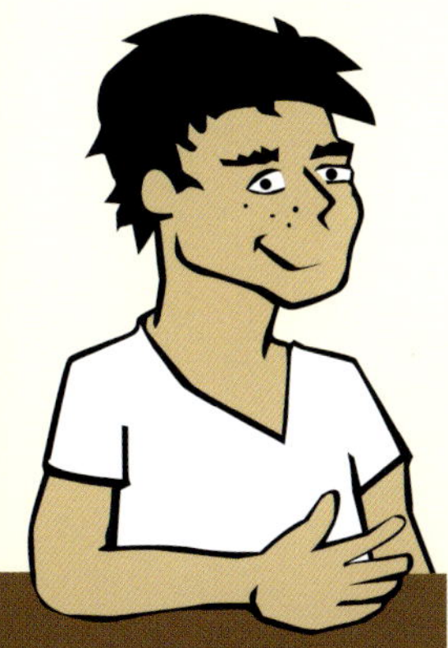

Ernährung

Menschen mit einer Mangelernährung oder dem Risiko einer Mangelernährung sollten individuell bei der Ernährung unterstützt werden.

To do:
- Hinzuziehen einer Diätassistentin,
- Begleiterkrankungen einbeziehen, z.B. Diabetes oder Dekubitus,
- individuelle Wünsche berücksichtigen, um eine Ablehnungsreaktion zu vermeiden,
- evtl. Gabe von Nahrungsergänzungsmitteln,
- unterstützende Nahrungsaufnahme oral, enteral oder parenteral,
- Schluckstörungen müssen vorher abgeklärt werden,
- zur Ernährung bei Mangelernährung werden drei Stufen empfohlen:
  1. Nahrungs- und Flüssigkeitsaufnahme erhöhen,
  2. zusätzliche orale Zufuhr von Kalorien und Eiweiß,

3. zusätzliche andere Applikationsformen z.B. per Sonde (WOCN 2003).

Nahrungsergänzung

Der Nutzen einer Zusatzernährung (z.B. eiweißreiche Kost bei Menschen mit einem Dekubitus) wird derzeit noch diskutiert. Wissenschaftliche Nachweise, dass sich eine Zusatzernährung positiv auf die Wundheilung auswirkt, konnten noch nicht erbracht werden. Es liegen Hinweise vor, dass eine proteinreiche Zusatzernährung gegenüber der Standardkost einen positiven Effekt gegenüber der Wundheilung hat und diese beschleunigt. Die Gabe von Zink scheint ebenfalls die Wundheilung positiv zu beeinflussen.

Ernährung

Beratungsgespräch

Beratung und Schulung

Um die Compliance zu verbessern und ein Rezidiv zu vermeiden, sollte der Patient bezüglich aller erforderlichen Maßnahmen beraten und geschult werden. Dieses ist den individuellen Bedürfnissen des Patienten anzupassen und in seine Sprache (Laiensprache) zu übersetzen.

Inhalte der Beratung und Schulung können sich aus den Informationen der Selbstmanagementkompetenzen ergeben, zum Umgang mit Medikamenten, zur Lagerung der Beine, Vermeidung thermischer, chemischer und mechanischer Traumata, Beratung zur Druckreduktion und Bewegung. Einbeziehung einer Fußpflege, besonders bei Ulcus cruris und beim diabetischen Fußsyndrom sowie die Auswahl von Schuhen und Socken. Beratung im Bereich der Ernährung, Schmerzmanagement, Hautpflege, Hautschutz sowie allen Risikofaktoren, die sich z.B. aus der Grunderkrankung ergeben. Es empfiehlt sich in der Beratung schriftliches Material, z.B. in Form einer Informationsbroschüre weiterzureichen. Das Beratungsgespräch sowie der Inhalt der Beratung sollten dokumentiert werden. Die Beratungsgespräche sollten in individuellen Intervallen erneut durchgeführt werden.

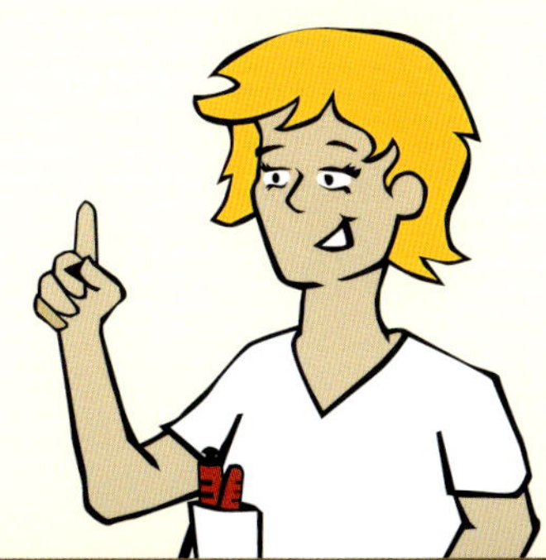

Glossar		
Enteral	=	über den Darm aufgenommen
Parenteral	=	den Darm umgehend

Chronische Wunden, boq (Hrsg.),
© Vincentz Network GmbH & Co.KG, Hannover, ISBN 978-3-86630-149-8

Beratungsgespräch

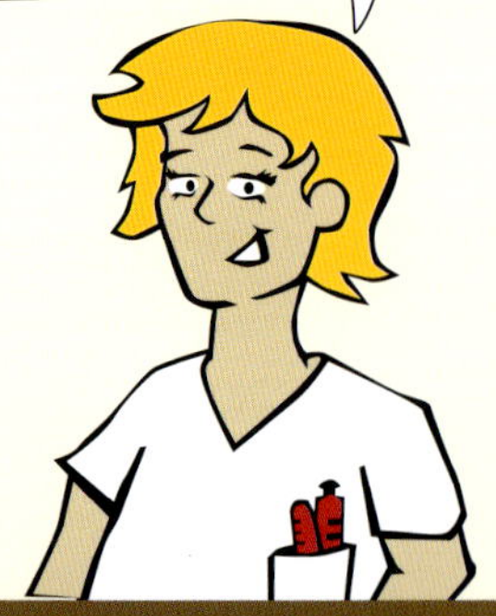

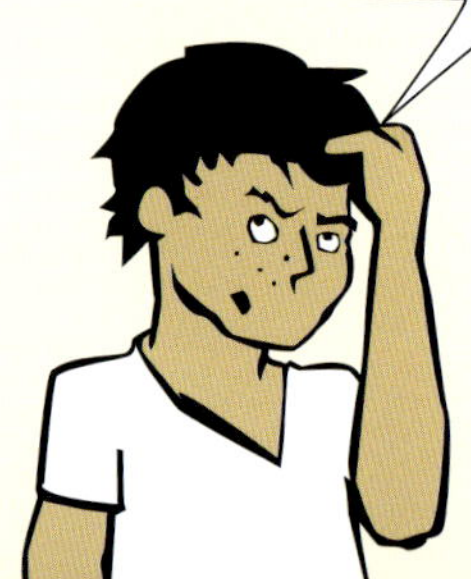

Einführung des Expertenstandards Pflege von Menschen mit chronischen Wunden

Um den Expertenstandard in einer Pflegeeinrichtung einzuführen, muss er zunächst allen an der Pflege beteiligten Personen vorgestellt werden. Das geschieht am besten in einer Fortbildung. Vorteilhaft ist es, wenn interessierte Mitarbeiter schon jetzt Arbeitsgruppen bilden.

Wichtig in diesen Gruppen ist auch die Teilnahme der Leitungsebene, um bei organisatorischen Fragen für kurze Dienstwege sorgen zu können.

Als nächster Schritt folgt die Anpassung des Expertenstandards an die Pflegeeinrichtung. Dazu verschafft sich die Expertengruppe erst einmal einen Überblick. Sie ermittelt, wie weit die Pflegeteams bereits mit dem Standard vertraut sind, wie weit schon nach den Empfehlungen des Standards gearbeitet wird und wo eine Anpassung erfolgen muss.

Nachdem der Standard an die Erfordernisse der Einrichtung angepasst ist, wird er den Mitarbeitern in einer erneuten Fortbildung vorgestellt.

Zur Einführung des Expertenstandards in den täglichen Arbeitsablauf sollten Prozessbegleiter zur Anleitung und für Rückfragen zur Verfügung stehen. Gerade am Anfang benötigt man für die neuen Arbeitsschritte deutlich mehr Zeit, dies sollte schon in der Dienstplangestaltung berücksichtigt werden. Alle erforderlichen Unterlagen werden dem Qualitätsmanagement zugeordnet.

Ob der Expertenstandard in den Pflegealltag integriert wurde, wird nach einiger Zeit mit einem Audit überprüft. Diese Überprüfungen werden im Sinne des kontinuierlichen Verbesserungsprozesses in regelmäßigen Zeitabständen wiederholt. Beachte den PDCA Zyklus!

Qualität

Chronische Wunden, boq (Hrsg.),
© Vincentz Network GmbH & Co.KG, Hannover, ISBN 978-3-86630-149-8

Die Pflegefachkräfte

1 Eigenverantwortliches Handeln
Pflegefachkräfte sollen in der Lage sein, einen Menschen mit chronischen Wunden zu identifizieren, seine Probleme und Ressourcen sensibel zu erfragen. Sie koordinieren die inter- und intraprofessionelle Versorgung, den gesamten Prozess der Versorgung und binden alle Beteiligten in den Prozess ein.

2 Persönliche Weiterbildung
Pflegefachkräfte sind verpflichtet, sich ein aktuelles, fachliches Wissen anzueignen (z.B. durch Lesen von Fachlektüre, Messebesuche, Internet ...).

3 Maßnahmenumsetzung
Pflegefachkräfte sollen alle Maßnahmen zur Behandlung wundbedingter Einschränkungen, zu krankheitsspezifischen Maßnahmen, zur Wundversorgung, zur Grunderkrankung und zur Rezidiv- und Infektionsprophylaxe kennen und anwenden können.

4 Evaluation
Pflegefachkräfte müssen den Heilungsverlauf der Wunde und die Wirksamkeit der Maßnahmen beurteilen können. Die Beurteilung der Wunde möglichst wöchentlich, die Überprüfung der Wirksamkeit der gesamten Maßnahmenplanung einschließlich aller an der Versorgung Beteiligten alle vier Wochen.

5 Fachliche Beratung
Pflegefachkräfte müssen in der Lage sein, betroffene Personen, deren Angehörige und an der Pflege Beteiligte zu beraten, zu schulen und anzuleiten.

6 Betriebliche Fortbildung
Pflegekräfte sollten Fortbildungsmaßnahmen und neue Erkenntnisse über die PDL anregen.

Qualität

Wer ist wofür zustandig

7 Marktkenntnisse

Pflegefachkräfte sollen die Angebote der Industrie kennen und diese im Bedarfsfall bei der Kasse, der Einrichtung oder dem behandelnden Arzt beantragen können.

VPK oder PDL

Als Schnittstelle zwischen der Planung durch die Heimleitung und der Umsetzung durch die Pflegefachkräfte obliegt der Pflegedienstleitung die Verantwortlichkeit für die Organisation, fachgerechte Durchführung und Kontrolle des neuen Standards.

Die Einrichtung

1 Organisation von Fortbildungsmaßnahmen

Die Einrichtung organisiert Fortbildungen für alle beteiligten Berufsgruppen und berücksichtigt diese im Dienstplan. Sie stellt sicher, dass ein pflegerischer Fachexperte zur Anleitung und für Rückfragen bereitsteht.

2 Bereitstellen von fachspezifischem Material

Die Einrichtung hält alle erforderlichen Materialien für Assessment und Dokumentation, Beratung und Schulung bereit. Verordnete Hilfs- und Verbandmittel sowie Materialien für einen hygienischen Verbandwechsel werden unverzüglich bereitgestellt.

3 Planung und Kontrolle

Die PDL erstellt gemeinsam mit den Pflegefachkräften die Planung zur Einführung des neuen Standards und überwacht die Ausführung.

4 Pflegevisiten

Die PDL führt regelmäßig Pflegevisiten durch und leitet bei Abweichungen, Nichteinhaltungen oder fachlichen Defiziten sofortige Gegenmaßnahmen ein.

Fallbeispiel

Fallbeispiel (Allgemeintext siehe Dekubitusprophylaxe Seite 36/37 ...

Frau Schmidtmeyer ist vor kurzem in unsere Einrichtung eingezogen. Sie ist 87 Jahre alt und wurde in den letzten drei Jahren zu Hause von ihrer Familie gepflegt. Ihr Ehemann ist etwas älter als sie und wird zunehmend schwächer. Ihre Tochter ist vor kurzem erkrankt und hatte einen Herzinfarkt. Schweren Herzens hat die Familie die Entscheidung getroffen, Frau Schmidtmeyer bei uns stationär unterzubringen.

Frau Schmidtmeyer hat seit sechs Monaten einen Dekubitus Grad III im Kreuzbeinbereich, der laut Aussage der Tochter nicht abheilt. Die Wunddiagnose wurde uns vom Arzt mitgeteilt. Eine Wundberaterin, Frau Sommer, wurde kürzlich im häuslichen Bereich hinzugezogen. Frau Schmidtmeyer hatte vor drei Jahren einen Apoplex rechts mit einer Hemiparese links, von dem sie sich nicht wieder erholt hat. Seitdem hat sie die Pflegestufe II. Zusätzlich hat Frau Schmidtmeyer einen insulinpflichtigen Diabetes mellitus Typ II. Frau Schmidtmeyer ist eine reizende ältere Dame, die anderen Menschen keine Umstände machen möchte. Sie ist sehr traurig, dass sie, letztendlich weil sie einen Dekubitus hat, in ein Heim einziehen musste, versteht aber, dass ihre Familie zu Hause selbst mit Unterstützung des ambulanten Pflegedienstes die Pflege nicht mehr leisten kann.

Sie wünscht sich, dass der Dekubitus schnell abheilt und sie wieder länger im Rollstuhl sitzen kann, um nach draußen in den Garten zu kommen und ihre Familie besuchen zu können. Da sie aktuell sehr kraftlos ist, fällt es ihr sehr schwer, allein zu essen und zu trinken. Ihr aktueller BMI liegt bei 19,2.

Schmerzen äußert sie von sich aus eher nicht, meistens auf Nachfrage. Und an ihrer Gesichtsmimik kann es ihr angesehen werden. Eine Anordnung für eine Schmerzmedikation

...aus der Buchreihe EXPERTENSTANDARD KONKRET Bd.1)

liegt von ihrem Hausarzt Dr. Hohlweg vor. Er hat Richtwerte für den BZ vorgegeben, die Insulingabe erfolgt auf Grundlage des aktuellen Blutzuckerwertes nach einem Schema. Die Küchenleitung Frau Drexel hat ihre Vorlieben, Gewohnheiten etc. im Bereich Essen und Trinken aufgenommen und einen Ernährungsplan erstellt, in dem der Gesamtenergiebedarf berücksichtigt wurde.

Nach Rücksprache mit dem Hausarzt Dr. Hohlweg werden Supplemente eingesetzt wie Protein 88 (eine genaue Berechnung liegt vor). Frau Schmidtmeyer erhält sechs Mahlzeiten, diese nimmt sie vorerst in ihrem Zimmer im Bett ein. Sie erhält bei allen Mahlzeiten sowie beim Anreichen des Trinkens Unterstützung von den Pflegekräften, zeitweise wird ihr das Essen und Trinken auch angereicht. Wenn ihre Familie kommt, unterstützt diese Frau Schmidtmeyer. Sie kann sich mit Unterstützung auf die linke Seite

drehen. Mikrobewegungen von allen Extremitäten und des Oberkörpers sind vorhanden.

Zur weiteren Unterstützung erhält Frau Schmidtmeyer 2x pro Woche Krankengymnastik. Die Bezugspflegefachkraft Schwester Birgit ist für Frau Schmidtmeyer verantwortlich und begleitet die Eingewöhnungsphase, hält Kontakt zu den Angehörigen und den Externen, die an der Versorgung beteiligt sind.

Vor Beginn der Pflegeplanung wurden folgende Informationen von ihr erhoben:

Die Informationen der Selbstmanagementkompetenzen wurde aufgenommen, die Liste der Gefährdungspotentiale wurde aufgenommen. Das Screening und Assessment im Bereich Essen und Trinken wurden aufgenommen. Die Bradenskala wurde erhoben und mit 14 Punkten gewertet, diesbezüglich wurde der

Planung

Fallbeispiel (Allgemeintext siehe Dekubitusprophylaxe Seite 36/37 aus der Buchreihe EXPERTENSTANDARD KONKRET Bd.1)

Bewegungsplan angelegt mit dem Wechsel der 30° Lagerung links und rechts; zu den Mahlzeiten wurde für 20 Minuten die Drei-Kissen-Lagerung geplant. Die Beweglichkeit wurde in der Bewegungsanalyse aufgenommen. Die Schmerzeinschätzung wurde aufgenommen. Das Wundprotokoll gemeinsam mit der Wundexpertin Frau Sommer angelegt. Frau Sommer hat die Wundversorgung mit dem Hausarzt Dr. Hohlweg aktuell abgestimmt. Sie kommt vorerst wöchentlich und unterstützt bei der Wundversorgung und der Wundbeschreibung.

Alle Formulare, die beim Heimeinzug erforderlich sind, wurden angelegt und auf der Checkliste Heimeinzug bestätigt. Die Pflegeplanung wurde von der Bezugspflegefachkraft Schwester Birgit erstellt. Als erstes hat sie die gesamten Gefährdungspotentiale in der Planung berücksichtigt, die Informationen aus den Selbstmanagementkompetenzen eingepflegt und die Pflegeplanung weiter aufgebaut und hier die Gewohnheiten von Frau Schmidtmeyer weiter eingebunden.

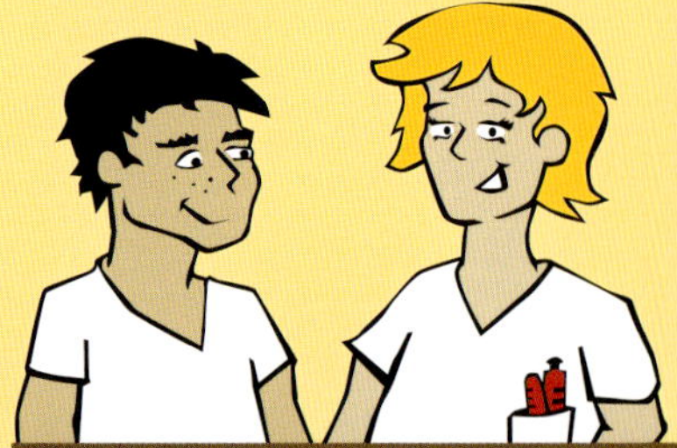

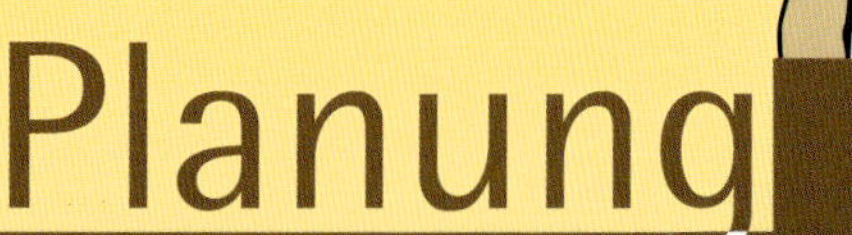

Beispiel

Hier ein Ausschnitt aus der Pflegeplanung zum Bereich der chronischen Wunde:

AEDL Sich Bewegen:
Problem 1: Frau Schmidtmeyer hat eine chronische Wunde, einen Dekubitus Grad III im Kreuzbeinbereich. Weitere Einflussfaktoren: Bewegungseinschränkungen der gesamten linken Körperhälfte seit einem Schlaganfall 2007, insulinpflichtiger Diabetes mellitus und Untergewicht.

Ressource/ Fähigkeiten: Frau Schmidtmeyer äußert auf Nachfrage ihre Wünsche, Bedürfnisse, Gefühle und Schmerzen, kann die Schmerzintensität auf der NRS angeben. Schmerzmedikation und Bedarfsmedikation liegen vor. Die Wundberaterin Frau Sommer kommt wöchentlich. Mikrobewegungen der Extremitäten und des Oberkörpers sind vorhanden. Frau Schmidtmeyer hat eine WDM im Bett. Erhält täglich Besuch von ihrer Familie. 2x pro Woche KG.

Ziel: Abheilung des Dekubitus, NRS bei Bewegung und beim Verbandswechsel bis einer NRS von 3/10.

Beispiel

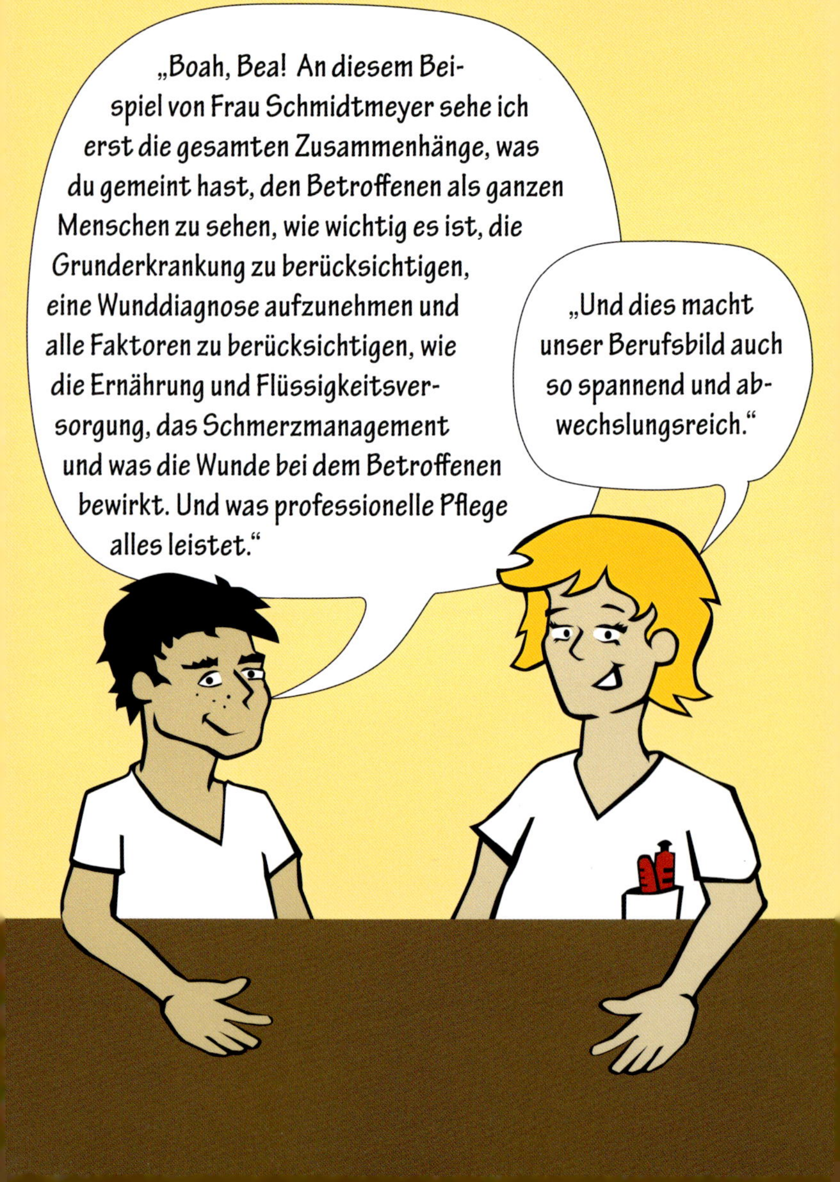

„Boah, Bea! An diesem Beispiel von Frau Schmidtmeyer sehe ich
erst die gesamten Zusammenhänge, was
du gemeint hast, den Betroffenen als ganzen
Menschen zu sehen, wie wichtig es ist, die
Grunderkrankung zu berücksichtigen,
eine Wunddiagnose aufzunehmen und
alle Faktoren zu berücksichtigen, wie
die Ernährung und Flüssigkeitsversorgung, das Schmerzmanagement
und was die Wunde bei dem Betroffenen
bewirkt. Und was professionelle Pflege
alles leistet."

„Und dies macht
unser Berufsbild auch
so spannend und ab-
wechslungsreich."

Maßnahmen

- Lagerung und -nachweis laut Bewegungsplan im Zimmer VÜ PK.
- Schmerzmedikation laut AVO geben VÜ PFK, Schmerzintensität erfragen um 08.00, 14.00 und 20.00 Uhr VÜ PFK und bei Veränderungen, Schmerzmanagement siehe AEDL 13.
- Ernährung und Flüssigkeitsversorgung siehe AEDL 5 Essen und Trinken.
- Verbandwechsel laut AVO VÜ PFK, bei Veränderungen Info an Dr. Hohlweg.
- 1 – 2 x pro Woche Wundbeschreibung mit dem Wechsel des Verbandes VÜ PFK.
- Insulingabe und BZ Kontrollen siehe AEDL 3.
- Maßnahmen zu den Selbstmanagementkompetenzen siehe AEDL 13.

- Beratung und Information von Frau Schmidtmeyer und ihren Angehörigen zu allen Maßnahmen, Inhalte werden im Beratungsformular FO 007 dokumentiert.

Schwester Birgit wird die Pflegeplanung zu den Maßnahmen der Behandlung der chronischen Wunde in vier Wochen überprüfen. Die Schmerzintensität wird vorerst täglich geprüft, bis Frau Schmidtmeyer in diesem Bereich nachweislich gut eingestellt ist. Die Wunde wird wöchentlich mit Frau Sommer beschrieben und ausgewertet.

Planung